LA SYPHILIS

CONSTITUTIONNELLE

PAR

M. Rodolphe VIRCHOW

PROFESSEUR D'ANATOMIE PATHOLOGIQUE A LA FACULTÉ DE BERLIN,
Membre correspondant de l'Institut de France, etc.

traduit de l'allemand

Par le docteur Paul PICARD

Interne en Médecine et en Chirurgie des hôpitaux et hospices civils de Paris,

ÉDITION

REVUE, CORRIGÉE ET CONSIDÉRABLEMENT AUGMENTÉE PAR L'AUTEUR

avec figures gravées par Badoureau.

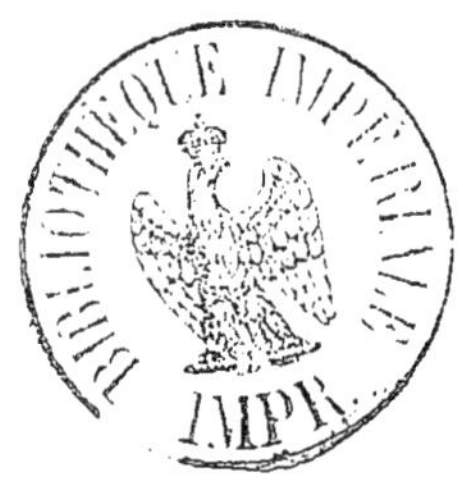

PARIS

ADRIEN DELAHAYE, LIBRAIRE-ÉDITEUR

PLACE DE L'ÉCOLE-DE-MÉDECINE, 23

1860

PRÉFACE DU TRADUCTEUR.

Le livre dont nous offrons la traduction au public français est empreint, comme toutes les œuvres du professeur Virchow, d'un cachet remarquable d'originalité, que recommande une observation à la fois savante, patiente et complète.

Chacun des points discutés de la *Syphilis constitutionnelle* y est méthodiquement étudié, plusieurs problèmes y sont résolus ; enfin, à côté d'aperçus nouveaux, on y trouvera des descriptions anatomiques précises et achevées, c'est-à-dire vraies. Ajoutons que le lecteur pourra voir ici comment le microscope, employé par un bon esprit et un observateur sagace, est propre à fournir des conclusions logiques, que vérifie plus tard la clinique ou l'autopsie.

L'histoire toute nouvelle de l'évolution des gommes dans les tissus simples ou composés, les modifications imprimées à ces productions syphilitiques par les diverses parties au sein desquelles elles se développent, leur physiologie pathologique et leurs métamorphoses, méritent particulièrement de fixer l'attention du lecteur français. L'étude des nombreuses variétés de caries et de nécroses, les différences qui séparent les lésions attribuées au mercure de celles que cause la syphilis, l'anatomie pathologique des altérations syphilitiques du foie, du testicule, du rein, de l'iris, du cerveau, de la rate, etc., les modifications ganglionnaires si intéressantes au point de vue de la théorie et au point de vue du traitement, l'influence des foyers locaux sur l'infection générale, tels sont les points sur lesquels M. Virchow a surtout insisté.

Malgré l'autorité que lui donnent la finesse et la profondeur de son talent d'observateur, le professeur de Berlin n'a négligé aucun document, ni dédaigné aucun écrit. Il l'a plus d'une fois répété : « Les anciens furent de bons observateurs. Nous devons donc conserver ce qui est vieux, tout en y ajoutant le nouveau. Il nous faut une *réforme*, non une *révolution*. » Le lecteur saura lui tenir compte de ses laborieuses recherches bibliographiques et appréciera sa consciencieuse impartialité lorsqu'il examine avec soin chaque hypothèse, analyse chaque écrit, discute et critique tous les systèmes, cherchant partout le vrai, le contrôlant et l'acceptant de quelque côté qu'il vienne. Du reste, ce livre est une nouvelle preuve des tendances de l'auteur : on y voit le professeur suivre la voie qu'il traça jadis dans ses *Tentatives unitaires*, accomplissant le programme souvent rappelé dans ses *Archives d'anatomie pathologique* et dans son *Manuel de pathologie et de thérapeutique spéciales*; appliquant ici (comme dans ses recherches si estimées sur le *tissu conjonctif*, sur l'*inflammation parenchymateuse*, le *cancer*, la *leucémie*, la *thrombose*, l'*embolie*, etc.), les idées théoriques qu'il avait émises dès le début de sa carrière professorale, qu'il vient de résumer récemment dans sa *Pathologie Cellulaire*, et qui lui ont mérité une si éminente position dans l'école médicale de l'Allemagne.

En remerciant de tout mon cœur le digne et excellent professeur (j'ose presque dire l'ami), qui a bien voulu me confier l'interprétation de son œuvre, en le priant d'accueillir les soins que j'ai mis à bien rendre sa savante pensée, comme un témoignage de la reconnaissance de son ancien élève, qu'il me soit permis de dire au lecteur ce qui m'a valu cette flatteuse préférence.

C'est à l'Université de Würzburg, rendue célèbre par les leçons et les travaux de Kölliker, Scanzoni, C. Textor, Scherer, H. Müller et autres; c'est dans cette Faculté (à laquelle je suis fier de devoir mon diplôme de docteur), que j'ai pu suivre le brillant enseignement de Rudolph Virchow.

Ayant, nonobstant le grade obtenu, continué mes études médicales à Munich et surtout à Berlin, puis visité les principales Universités allemandes, j'ai dû à la précieuse bienveillance de mes maîtres l'autorisation ou l'invitation de traduire quelques-unes de leurs œuvres les plus récentes, notamment de Liebig à Munich, de Scanzoni à Würzburg, de Langenbeck, Baerensprung, Traube, Græfe, etc., à Berlin : heureux de contribuer à les faire connaître en France plus exactement qu'ils n'y étaient, pour la plupart, accoutumés. La science médicale allemande, en effet, a trop souvent été jugée parmi nous sur des extraits informes ou insuffisants, et sur des traductions tantôt négligées jusqu'à l'infidélité, tantôt littérales jusqu'à l'obscurité.

Je me suis donc attaché, tout en exprimant respectueusement la pensée des maîtres dont j'avais suivi les leçons et étudié les travaux antérieurs, à en traduire le sens d'après la règle éminente de notre langue, qui est *la clarté*. Dans ce but, je n'ai pas craint, au besoin, de sacrifier le mot à l'idée, d'allonger le texte, ou de couper la phrase, J'ai voulu être à la fois exact et clair.

Cette tâche n'était pas sans difficulté, je puis le dire ; aussi ai-je été bien heureux de voir, jusqu'à présent, mes efforts appréciés en Allemagne. Si le public français juge avec la même indulgence la traduction que je lui offre aujourd'hui, ma satisfaction sera complète.

Du reste, M. Virchow a notablement augmenté l'édition française de la *Syphilis constitutionnelle*, qu'il a eu la bonté de revoir, en y ajoutant le résumé de ses derniers travaux.

Je dois, en terminant, remercier M. Badoureau des soins qu'il a apportés à la remarquable exécution des figures.

Paul PICARD,
interne à l'Hôtel-Dieu.

Paris, décembre 1859.

LA SYPHILIS

CONSTITUTIONNELLE

CHAPITRE PREMIER.

CLASSIFICATIONS. — J. L. PETIT, RICORD, DE BAERENSPRUNG,
SIGMUND. — LES ANTIMERCURIALISTES.

Les altérations locales qui annoncent l'existence de
la syphilis constitutionnelle se montrent, comme on
le sait, à une époque plus ou moins éloignée de l'infection primitive. Il était donc naturel, pour décrire
systématiquement la maladie, de choisir la division
chronologique des symptômes, et de diviser ensuite les
altérations constitutionnelles en secondaires et tertiaires.
J'ignore qui le premier a proposé cette division.

Jean-Louis Petit la connaissait déjà bien. Il dit positivement (1) : que l'exostose syphilitique n'est pas *un
symptôme primitif*, « au contraire, on sait qu'il ne paraît qu'au troisième degré de la vérole. »

La chaudepisse, le chancre, le poulain, le phimosis
et le paraphimosis appartiennent, d'après lui, au premier degré ; les pustules et les poulains au second ; et
je ferai remarquer qu'il emploie la dénomination de

---

(1) *Traité des maladies des os.* Paris, 1735, t. II, p. 453.

pustule dans le sens des auteurs anciens, l'appliquant à toute espèce d'exanthème.

Ricord a entièrement modifié cette division trop primitive. Tout en laissant à la chronologie des symptômes sa valeur, il fait entrer aussi en ligne de compte certaines circonstances fournies par le siége et la relation physiologique des affections locales. Les symptômes secondaires, disait-il, ne sont plus contagieux; ils sont héréditaires. Enfin, les symptômes tertiaires ne sont pas contagieux et ne sont héréditaires qu'autant qu'ils prédisposent à la scrofule, ce qui, du reste, avait souvent été soutenu avant lui (1).

D'après Ricord (2), le principe virulent existe encore dans les symptômes syphilitiques secondaires; c'est ce principe qui maintient leur existence. A l'époque où les accidents tertiaires se manifestent, le virus serait au contraire entièrement modifié.

Le chancre induré, les bubons secondaires, les syphilides de la peau, les tubercules muqueux, les ulcérations du pharynx, du palais, du nez: l'iritis, le sarcocèle, la chute des cheveux et des ongles appartiendraient, d'après Ricord, aux symptômes secondaires; les tubercules profonds, y compris le lupus, les douleurs ostéocopes, la périostite et l'ostéite, les gommes et les nodi, les affections des muscles, du cerveau, du foie, etc., caractériseraient les symptômes tertiaires. Ceux-là siégent spécialement sur la peau, les muqueuses, et leurs

______

(1) Haenel, *Diss. de spina ventosa.* Lipsiæ, 1823, p. 41.

(2) Ricord, *Traité pratique des maladies vénériennes.* Paris, 1838, p. 643.

annexes; ceux-ci attaquent les tissus fibreux, sous-cutanés et sous-muqueux, les organes profonds et internes.

Nous sommes de ceux qui placent haut les importants services rendus à la science par le célèbre syphiliographe. Mais nous pensons qu'il est difficile de séparer d'une manière aussi tranchée les deux ordres d'accidents. Si leur nature est si différente, le traitement doit aussi varier dans les deux cas. Ricord emploie le mercure, non-seulement contre les symptômes secondaires mais encore contre plusieurs formes de syphilis tertiaire. D'un autre côté, il refuse à cette dernière toute cause virulente, et laisse ainsi à ses adversaires le droit de refuser aux symptômes tertiaires toute origine syphilitique, et de les attribuer au traitement mercuriel. Il dit du reste lui-même : « La thérapeutique amène un désordre apparent au milieu de cet ordre parfait, et ici encore, comme je le démontrerai plus tard, on peut dire :

Souvent un beau désordre est un effet de l'art. »

Peut-être n'est-ce pas au traitement que l'on doit imputer ce désordre (1). L'examen ne doit pas se borner à l'étude clinique. La syphiliographie, pas plus que les autres branches de la science médicale, ne peut se dispenser de la connaissance anatomique. L'examen clinique a pu suffire, tant qu'il s'est agi de connaître la succession chronologique des affections d'organes superficiels.

(1) Voyez à ce sujet Hassing, *De syphilide Kali hydrojodico tractata,* Disquis. Havaniæ, 1840.

La question changea dès qu'il s'est agi des altérations
d'organes profonds. Qui pourrait, en effet, déterminer
le moment précis de la syphilis constitutionnelle, où le
foie commence à s'altérer? Aussi Ricord ne s'arrêta-t-il
pas aux seules données empiriques de la chronologie
des symptômes; il y a joint celles que fournissent la
physiologie et l'anatomie. Voici en peu de mots mon
opinion sur les premières : Après avoir vu les inoculations faites à Wurzburg (1), par Rinecker, je suis plei-
nement convaincu de la contagionabilité des symptômes
secondaires; si l'on me démontrait que la syphilis tertiaire n'est jamais inoculable, je trouverais dans ce seul
fait une différence tranchée entre les symptômes tertiaires et les symptômes secondaires. Malheureusement
on ne connaît rien de positif sur ce point. La même
hésitation se remarque à propos de la transmission héréditaire. Il est démontré que des enfants viennent au
monde avec des affections tertiaires, que ces dernières
apparaissent dans les premiers temps qui suivent la
naissance. Les enfants présentent non-seulement l'hépatite syphilitique, mais encore (et le plus souvent) les
tubercules profonds du tissu sous-cutané, ce que Rinecker (2) a nommé : *syphilis nodosa.* J'ai même observé des
nouveau-nés syphilitiques présentant, dans la substance
cérébrale, de petits foyers blanchâtres, ponctués·, entièrement constitués par des amas de granules graisseux. Il me serait pourtant difficile de décider si les

(1) Rinecker, *Würzburg Verhandl.*, vol. III, p. 375.
(2) Rinecker, *op. cit.*, vol. I, p. 117.

parents de ces enfants avaient la vérole tertiaire; ce que j'ai vu, ce sont des mères affectées d'accidents secondaires allaitant des enfants présentant des signes non équivoques de symptômes tertiaires.

En somme, la question des propriétés physiologiques des symptômes constitutionnels est si compliquée, qu'il faudra bien du temps avant qu'on s'accorde sur ce point; un sujet aussi scabreux permettra toujours à l'adversaire de s'en tirer par le doute ou par de mauvaises plaisanteries.

Ricord a également répondu aussi à la question anatomique; nous allons essayer de discuter son opinion. Il a rangé les symptômes constitutionnels d'après leur siége, localisant l'un et l'autre stade dans des organes divers. Les maladies des os sont, d'après lui, toujours tertiaires; les affections des testicules et de l'iris sont toujours secondaires. Certains organes sont attaqués dans les deux cas; la syphilis secondaire est néanmoins plus superficielle, les symptômes tertiaires agissent plus profondément (1). D'après cela, Ricord aurait deux principes de classification au lieu d'un, comme il semble le présumer. Il ne peut pas, comme il devrait le faire (2), pour être conséquent avec lui-même, ranger anatomiquement l'iris et les testicules dans la même

(1) Ricord semble avoir modifié son opinion en ce qui touche le testicule; il voit apparaître l'altération de cette glande dans les premiers temps de la troisième période, quatre ou cinq mois au plus après l'infection. (*Canstatt's Jahresbericht*, 1852, vol. IV, p. 511.)

(2) Voyez ses *Lettres sur la syphilis*, p. 222, de la traduction allemande de Liman.

classe que la peau, les muqueuses et leurs annexes; tissus, qui, d'après la classification de Ricord, sont surtout exposés aux altérations syphilitiques secondaires; l'iris et les testicules ont une analogie bien plus grande avec les tissus sous-cutané et sous-muqueux; mais ces derniers sont plus spécialement le siége d'accidents tertiaires.

L'examen anatomique de maladies spéciales ne doit pas être uniquement fait au point de vue du siége. La question scientifique porte toujours sur la nature des modifications. M. de Baerensprung est, il me semble, le premier qui ait envisagé la question au point de vue anatomo-pathologique, d'abord dans un compte-rendu du service des vénériens de la Charité de Berlin (1), et plus spécialement ensuite dans un discours sur la syphilis tertiaire, prononcé à la Société de médecine scientifique de Berlin. Son opinion était alors que la syphilis secondaire se manifeste surtout par des hypérémies et de simples exsudations; que la syphilis tertiaire produit partout le tubercule. La discussion qui s'est élevée à ce sujet m'amène à présenter mon travail au public: J'avais déjà, à Wurzburg (2) et à Tubingue (3), émis mes idées sur les altérations du foie, des os et des voies respiratoires.

(1) *Annales de la Charité*, VI, p. 56, et VII, p. 173.

(2) *Comptes rendus de la Société médicale de Wurzburg*, t. IV, p. 7; t. VII, p. 50.

(3) *Journal du Congrès des naturalistes*, 23 sept. 1853, n° 6, p. 63. Ce résumé, un peu sommaire, est conçu en ces termes : « Virchow regarde comme caractéristique pour l'hépatite syphilitique, le développement d'un tissu gommeux de nouvelle formation, l'atrophie du tissu hépatique normal. Ces deux modes d'évolutions pathologiques se re-

De Baerensprung n'adopte pas la classification de
Ricord. Pour lui, l'iritis simple appartient seul à la
syphilis secondaire. Les affections de l'iris, du testicule,
du foie, des os, qui s'accompagnent de production
tuberculeuse, les ulcérations, qui détruisent profondément les tissus, sont rangées parmi les symptômes tertiaires (1).

Les symptômes secondaires, d'après de Baerensprung,
se manifestent par des inflammations limitées de la
couche superficielle du corion (formes maculeuse et
squameuse); ils amènent en persistant, une hypertrophie plus ou moins grande du corps papillaire (formes
papuleuse, condylôme), et enfin une ulcération ayant
le caractère du condylôme, c'est-à-dire une ulcération
dont la base est le corps papillaire hypertrophié, s'étendant plus ou moins profondément et occasionnant une
cicatrice superficielle, disparaissant peu à peu.

marquent aussi dans les os du crâne. Les os s'atrophient, et la néoplasie périostique remplit les vides qui s'y forment, surtout à la face interne du crâne. Ces néoplasies sont analogues avec la base du chancre
induré, et elles se rencontrent aussi dans d'autres organes altérés par
la syphilis. On peut ranger cette néoplasie à côté du tissu conjonctif;
elle contient, en outre, de nombreux éléments de nouvelle formation,
et prend peu à peu, à la suite d'une métamorphose regressive, l'aspect d'une cicatrice. La formation de ces callosités peut amener la compression des voies biliaires et provoquer un ictère rebelle; dans le cerveau, les phénomènes varient suivant que le dépôt s'est fait près de tel
ou tel nerf. »

Je ferai remarquer que c'est un simple résumé, dont la rédaction ne
m'appartient pas. On trouvera des détails plus circonstanciés dans
Canstatt's Jahresbericht, 1853, t. II, p. 66.

(1) *Op. cit.*, VII, p. 93.

Les affections tertiaires partent du corion lui-même,
du tissu sous-muqueux et sous-cutané. « Dans ce tissu se
dépose un exsudat gélatineux, qui se tuberculise ensuite ;
le ramollissement amène des ulcérations profondes,
suivies d'une cicatrice profonde, étoilée, à tout jamais
indélébile. On peut comprendre ces formes sous la dénomination de lupus syphilitique.

Sigmund, l'un des plus consciencieux et des plus ré-
fléchis syphiliographes, se prononce prudemment à
propos des symptômes tertiaires. Il adopte, en y ajoutant
les nouvelles idées de l'école allemande, l'expression de
« symptômes tertiaires » dans le sens de l'école française (1). En conséquence, il réunit dans ce groupe les
altérations des cartilages, des os et de leurs téguments,
les tubercules et les nodi isolés, les syphilides squa-
meuses, les affections particulières des follicules pileux
et des ongles; les ulcérations de la peau et des muqueuses, les tubercules, quel que soit leur degré de
développement, toutes les formes de névralgies,
d'inflammations chroniques des muscles, l'altération
spécifique du foie. de la rate, des reins, enfin l'anémie
et l'hydrémie consécutives à la syphilis invétérée. Il ne
veut pas aller plus loin et s'oppose, comme cela a été
fait par divers auteurs, à ranger les exsudations de la
plèvre, de l'endocarde, du péricarde, du péritoine, des
méninges, du poumon, du thymus, les tubercules pulmonaires et les scrofules parmi les symptômes tertiaires.

Il s'efforce de démontrer que des phénomènes secon-

____

(1) *Wiener Medic. Wochenschrift*, 1856, n° 32.

daires précèdent toujours les symptômes tertiaires, tout
en accordant qu'entre les deux se trouvent des transi-
tions si peu marquées, qu'il serait arbitraire d'en tra-
cer les limites bien nettes (1). Si l'on fait abstraction
de l'induration, de l'ulcération primitive et du bubon,
les symptômes secondaires ne paraissent pas avant la
sixième semaine (2); les symptômes tertiaires, les affections des os exceptées, ne se manifestent pas avant
le sixième mois. D'après les statistiques de Sigmund,
tout ce qui paraît six mois après l'infection serait tertiaire. Cette classification, purement chronologique,
diffère de la classification simplement anatomique de
Baerensprung et de la classification éclectique, ana-
tomo-chronologique de Ricord.

Ce dernier nous dit lui-même, qu'au point de vue
de la thérapeutique, sa doctrine, si bien ordonnée,
présente bien des contradictions; mais que ces contradictions n'étaient qu'apparentes. D'autres observateurs,
au contraire, les ont prises au sérieux; surtout depuis
qu'un doute s'est élevé sur l'enchaînement des accidents
consécutifs de la syphilis. Les antimercurialistes se
sont efforcés de rattacher à l'hydrargyrose chronique des accidents attribués jusque-là à la syphilis. Dans
ces derniers temps, on a vu cette école devenir de plus
en plus hardie. Jos. Hermann (3) déclare que tous les
phénomènes tertiaires sont le résultat d'intoxication
mercurielle; qu'une partie des symptômes secondaires

(1) *Op. cit.*, n° 45.
(2) *Op. cit.*, n° 18.
(3) *Die Behandlung der Syphilis ohne Mercur.* Wien, 1857.

(condylômes, affections de la gorge et de la peau) appartiennent aux accidents primitifs, résultant d'une infection directe. Hermann et avec lui Lorinser (1), s'appuyaient sur un excellent argument : je veux parler de la présence du mercure dans l'urine de malades qui avaient été *guéris* d'une prétendue syphilis constitutionnelle par l'usage de l'iodure de potassium (2).

De Baerensprung s'est rallié, jusqu'à un certain point, à la doctrine des antimercurialistes. D'après lui (3) « le mercure ne guérit pas la syphilis, mais le mercurialisme qui se développe fait disparaître momentanément les symptômes de la maladie. Tant que dure l'action du mercure, la syphilis reste à l'état latent, pour reparaître ensuite, et d'autant plus terrible que l'intoxication mercurielle a plus affaibli la constitution des malades. » Mais il ne suit pas les antimercurialistes jusqu'au bout; pour lui, les accidents secondaires et tertiaires ne sont pas causés seulement par le mercure, ce sont des manifestations de la vérole dans un organisme délabré par l'hydrargyrose. « On a été trop loin, dit de Baerensprung, quand on a rattaché ces lésions au mercure seul, en leur refusant toute nature syphilitique : ces accidents ne se manifestent jamais comme seule conséquence de l'action mercurielle; ils portent du reste la marque caractéristique de l'affection syphi-

(1) *Wiener Medic. Wochenschrift*, 1858 (19-21).

(2) Cette découverte, due à Kletzinsky, a été mise en doute par ses collègues, un peu moins prompts que lui à conclure (*Wiener Wochenschrift*, 1858, n° 44).

(3) *Annales de la Charité*, VII, p. 176.

litique fondamentale. » Les opinions sur ce point sont si partagées, qu'on sait à peine ce qui est symptôme secondaire, ce qui est tertiaire, ce qui est syphilitique, ce qui ne l'est pas. Au fond, les antimercurialistes se sont rendu la tâche facile. Hermann (1) dit simplement : «Il est un fait hors de doute et reconnu depuis longtemps, c'est la parfaite identité des affections osseuses résultant soit de la dyscrasie mercurielle, soit de l'affection syphilitique ; le manque de symptômes différentiels est une preuve de plus de l'identité de ces deux formes. » Très bien, mais il eût fallu se donner la peine de démontrer *ce fait* (2). Voici quelques arguments que Lorinser apporte dans la discussion; nous les examinerons avec soin, vu l'importance de la question :

1º «Les ouvriers des mines de mercure ont des altérations osseuses en tout point semblables aux altérations syphilitiques, sans avoir jamais eu la vérole. » Je n'ai pu trouver aucune preuve de ce fait. Au contraire, des renseignements que je dois à l'obligeance de mes collègues de la Faculté, sont entièrement en contradiction avec cette assertion. M. C. Mitscherlich a appris à Idria

(1) *Op. cit.*, p. 63.

(2) Hermann me cite comme autorité, et dit que j'ai trouvé dans les os du vif argent à l'état métallique, ce qui ne m'est jamais arrivé. D'un autre côté, Michaelis (*Wochenblatt der Ges. Wien. Aerzte*, 1857, décembre, XLIX, p. 787) va trop loin en niant absolument la présence du mercure dans les os. Des hommes sérieux en ont trouvé (voy. Otto, *Anatomie pathologique*, 1830, vol. I, p. 156, 244). Il est vrai que les observations citées par Voit (*Phys. Chemisch. Unt.*, vol. I, p. 50) paraissent fabuleuses. (Voy. aussi sur ce point Th. Boneti, *Sepulchret.* 1679, lib. IV, sect. IX, obs. 3.)

même que les ouvriers n'étaient pas sujets aux diverses formes de caries, aux tophi et aux gommes (1).

M. Jungken a confirmé ces renseignements par les

(1) Jos. Hermann a publié depuis des études sur les formes de maladies observées à Idria. (*Wien. Wochenschrift*, n°ˢ 40-43). Il se base sur des observations personnelles recueillies pendant un voyage à Idria, et sur les renseignements du médecin, le docteur Goerbez. Il conclut qu'une série d'affections, regardées comme affections syphilitiques constitutionnelles, se manifestent à la suite de l'intoxication mercurielle. Je dois avouer qu'il m'est difficile, sur ses données, de conclure de la même façon. En 1856, sur 516 ouvriers, 122 eurent des affections que l'on considéra comme mercurielles. Il n'y a pas un seul cas d'iritis, de sarcocèle ou de tubercules de la peau. Il cite en tout 2 cas de carie, et les deux patients n'étaient pas employés à la forge, qui est l'endroit le plus redouté. M. Hermann lui-même a vu 30 malades : 2 avec carie, 1 avec ramollissement de la colonne vertébrale, 1 avec périostite et nécrose, 5 avec douleurs ostéocopes. Dans les deux cas, la carie affectait une articulation, ce qui n'arrive presque jamais pour la carie syphilitique (voy. Crocq, *Traité des tumeurs blanches des articulations*, Bruxelles, 1854, p. 202). Mais que prouvent tous ces faits? Y a-t-il quelque chose d'étonnant à ce que, sur plus de 500 ouvriers, 2 d'entre eux souffrent ou continuent à souffrir de la carie? Sur quoi se fonde-t-on pour conclure que la périostite avec nécrose est mercurielle et non pas plutôt traumatique, rhumatismale ou scrofuleuse? Aucun fait ne démontre que les douleurs ostéocopes, qui ressemblaient aux douleurs syphilitiques, indices et précurseurs de lésions osseuses profondes, rien, dis-je, ne démontre que ces douleurs eussent un caractère spécifique. Chacun sait qu'il existe une cachexie mercurielle, avec des névralgies, des douleurs rhumatismales (arthrite mercurielle), des altérations de la bouche et du pharynx, des tremblements, etc., etc.; mais pour conclure à l'identité de cette cachexie avec la vérole constitutionnelle et les récidives qu'elle produit, il faut un grand soin dans le choix des arguments, une finesse attentive dans les observations. Reder dit, avec juste raison, que tout homme ayant vu les symptômes secondaires de la syphilis, peut de lui-même juger et combattre les observations et les conclusions de Hermann (*Wiener Wochenschrift*, 1858, n° 45).

rapports officiels de deux médecins d'Almaden. Singer (1) a constaté que certains ouvriers exposés aux vapeurs mercurielles, les doreurs et les chapeliers, par exemple, ne sont pas affectés de lésions semblables. L. Pappenheim (2), qui décrit les maladies des ouvriers employés pour la préparation des peaux de lapins, ne signale aucune lésion comparable à celle de la syphilis constitutionnelle.

2° « Le tophus et le nodus syphilitiques, disent les antimercurialistes, ont été seulement connus depuis qu'on fait subir un traitement mercuriel aux syphilitiques. »

Gabriel Fallopius dit (3) : « Prima ratio empirica,
» qua sanatus est morbus in Italia, fuit ab argento vivo
» sumpta; quoniam cum cœperit grassari morbus, chi-
» rurgici, qui nitebantur omnem lapidem movere, cum
» legissent hydrargyron nimium valere ad scabiem
» rebellem, cumque primis temporibus iues hæc ulcera
» afferret, experti sunt argentum vivum et feliciter
» quidem. »

Il ne se dissimule pas les dangers des frictions mercurielles auxquelles il attribue le marasme, la destruction de la voûte palatine et des os du crâne, etc., lorsque le mal n'est pas guéri par le mercure et qu'une partie de ce métal reste encore dans le corps

____

(1) *Wochenblatt der Zeitsch. der Wiener Aerzte.* 1857, n° 12, p. 197.

(2) *Handb. der Sanitæts Polizei.* Berlin, 1858, vol. II, p. 5.

(3) *De morbo gallico liber absolutissimus.* Patavii, 1564, p. 44, cap. LXXVI, *De inunctione ex hydrargyro.*

du malade. Il dit même (1), à propos de la *corruptio ossium* : «Et sciatis quod non in omni inve-
» terato gallico hoc fit, sed tantum in illis, in quibus
» inunctio facta est Hydrargyri, » et à propos des gommes (2) : « Occasiones tumorum proveniunt a visceribus
» affectis, sed, ut in pluribus, post inunctionem hy-
» drargyri, qui non sanarit ægros. Hæc igitur est occasio
» non levis : quia cum inungantur partes illæ, imbe-
» cilles redduntur et morbus petit loca illa : unde acce-
» dit ut, *cùm aperimus ossa illa corrupta, hydrargy-*
» *rum inclusum reperiamus.*» Néanmoins, il faudrait
démontrer que les tophi et les nodi syphilitiques n'ont
pas été observés avant l'emploi du mercure.

Hæser (3) rapporte un poëme satirique composé par
Georges Summaripa, patricien de Vérone, qui parle déjà
de l'emploi du mercure, en 1496. Existe-t-il des sources
plus anciennes et qui ne mentionnent pas les affections
osseuses? Je n'en connais aucune, mais j'attirerai l'attention du lecteur sur ce passage de Morgagni (4) :
«Constat, inter ipsa hujus morbi initia mercuriales,
» quas dicunt, inunctiones in usum tractas fuisse,» et
il fait surtout ressortir, pour démontrer la vérité de
ce passage, que Berengar de Carpi, regardé comme
l'inventeur de la cure par les frictions, vivait juste à
l'époque où la vérole s'est répandue.

3° « Plusieurs auteurs anciens et modernes continuent

(1) *Op. cit.*, p. 60.
(2) *Op. cit.*, p. 59.
(3) *Historisch-Pathologische Untersuchungen*, vol. I, p. 230.
(4) *De sedibus et causis morborum*, Ep. LVIII, art. 16.

les adversaires du mercure, ont soupçonné et souvent nettement affirmé que les tophi, les nodi, les gommes, les douleurs ostéocopes sont le résultat de l'action du mercure.» Il faut convenir qu'on tient grand compte aujourd'hui des présomptions et des pressentiments; mais il y a peu d'observations sérieuses et complètes. Ainsi on lit dans la *Gazette des hôpitaux* (1) l'histoire d'un berger, qui, après avoir frictionné pendant huit jours des brebis galeuses avec une solution de 8 grammes de sublimé pour 620 grammes d'eau, fut pris de vomissements, de salivation, de nécrose du tibia. Mais rien dans l'observation ne démontre que cette nécrose résulte de l'action du sublimé. Falck (2) parle avec beaucoup de circonspection des maladies osseuses résultant de l'emploi du mercure. «Elles sont, dit-il, encore trop peu étudiées.» Ce seraient des caries ou des nécroses des maxillaires, suite de la stomatite mercurielle; ces maladies débuteraient par des altérations périostiques des os longs et de leurs épiphyses, elles marcheraient de dehors en dedans, enfin elles se manifesteraient par des altérations du tissu spongieux de la base du crâne.

J'ai vu moi-même un cas, où, après des cautérisations du col de l'utérus avec du nitrate acide de mercure, il survint de la salivation, une stomatite mercurielle et enfin une vaste nécrose du maxillaire inférieur. Ce fait est facile à expliquer, et ne démontre

(1) 1847, octobre, n° 126.

(2) Virchow's *Handbuch der Spec. Pathol. und Therapie*, vol. II, p. 133.

rien pour ou contre la vérole constitutionnelle, car les nécroses du maxillaire inférieur sont les dernières que l'on remarque à la suite d'infection générale vénérienne. Il ne faut pas non plus ranger ici les nécroses, qui sont la suite d'un abus de calomel (1); c'est un noma qui entraîne la nécrose de l'os sous-jacent; il en est de même de l'observation de Bierbaum (2), citée par Falck, ainsi de celle qu'il avait précédemment publiée (3), parce qu'elles ont toutes deux trait au noma. Quant à la carie de la base du crâne, on sait en effet que, dans la syphilis, c'est ordinairement par la voûte crânienne que l'affection commence. Enfin, que l'on compare l'emploi usuel, l'abus même, du mercure en thérapeutique, avec la rareté des accidents qu'une école invoque pour le besoin de sa cause; que l'on compte les faits douteux, les observations admises sans critique, et l'on verra combien les affections osseuses attribuées au mercure sont peu constatées. On pourra dire, comme l'écrivait Ricord, il y a vingt ans : «Il n'y a pas d'observation qui prouve que le mercure seul (à part ce qui arrive consécutivement aux alvéoles dans la stomatite mercurielle) produise des effets semblables, sans antécédents vénériens (4). »

4° Dans une série de cas, regardés comme exemples de syphilis secondaire et tertiaire, Lorinser a démontré

(1) Clossius, *Krankh. der Knochen.* Tubingen, 1798, p. 83.

(2) *Med. Corresp. Blatt Rhein. und Wesphæl. Aerzte,* vol. IV, n° 1, p. 7.

(3) *Op. cit.,* n° 15, p. 239.

(4) *Traité pratique des maladies vénériennes,* p. 654.

« la présence du mercure ; la maladie fut guérie quand le
mercure eut été entièrement expulsé.» Pour le moment,
considérons comme définitifs les résultats de Kletzinsky,
quoique, dans un sujet aussi important, il eût peut-
être mieux valu attendre et les voir confirmer par d'autres recherches. Il resterait donc un fait : sous l'influence
de l'iodure de potassium, les affections locales, regardées comme symptômes tertiaires de la syphilis, dispa-
raissent ; en même temps le mercure est expulsé par
les urines.

On ne doit certainement pas en conclure que le mercure était la cause de l'affection locale. Sans modifier
en rien la donnée, on pourrait dire : « Le mercure
peut être retenu longtemps dans le corps humain. Ceci
n'arrive que lorsqu'il est reçu dans la substance des
tissus ou des masses nécrosées. Les tissus altérés par la
syphilis ont, plus que d'autres, la faculté de retenir le
mercure. Si nous accélérons la nutrition dans ces tissus
au moyen de l'iodure de potassium, par exemple, le
mercure sera rejeté. » Une pareille interprétation est
parfaitement admissible, et Kletzinsky (1) semble même
l'accepter, dans un endroit où il parle d'une ingénieuse
expérience d'Oppolzer. Cette explication rend mieux
compte des faits, et me semble préférable à l'hypothèse
de Lorinser, qui attribue à l'hydrargyrose chronique la
périostite chronique, les tophi et les gommes, la carie
et la nécrose, les douleurs ostéocopes, les ulcères cuta-
nés serpigineux, les éruptions cutanées chroniques, la

____

(1) *Compendium der Biochemie.* Wien, 1856, t. II, p. 64.

goutte, la dégénérescence graisseuse, la dégénérescence lardacée du foie et de la rate, le vomissement chronique et la cholœmie.

Pour démontrer cette hypothèse, il faudrait avant tout avoir des faits certains, démontrant nettement que l'hydrargyrose *sans syphilis* a pu produire les affections énumérées ci-dessus. Ces faits n'existent pas actuellement, et les défenseurs du traitement mercuriel vont encore trop loin, quelque réservés qu'ils soient du reste, quand ils se laissent aller à admettre la possibilité de ces lésions. Au contraire, nous savons que la syphilis peut produire des altérations de cette sorte, et ceci, dans des cas où le mercure n'a pas été employé (1).

La littérature de la syphilis fournit de ces faits en grand nombre. Je me contenterai de rapporter les expériences de Fergusson, qui éclaircirent tant de points indécis de la syphilis, et qui appellèrent l'attention sur le traitement *simple* de la maladie. Cet observateur consciencieux accompagna l'armée anglaise pendant la campagne de Portugal. Il peint la syphilis du pays comme extrêmement bénigne, tant qu'elle atteint les indigènes; les moyens locaux suffisent la plupart du temps pour la guérir. *Voilà pourquoi on n'emploie le mercure que dans les cas très graves, lorsque les os sont attaqués;* l'usage de ce remède comme spécifique est presque inconnu aux médecins du pays.

« The use of mercury, dit-il, when pushed to the extent » that can at all constitute it a remedy in any stage, is

(1) Ricord, *Traité*, p. 653.

» actually unknown to the native practitioners, who,
» in that point of view, religiously abstain from its use,
» considering it with horror as one of the poisons
» which foreigners madly wield. »

Devant une telle assertion, ce serait pourtant aller trop loin que de continuer à affirmer l'origine mercurielle des affections osseuses syphilitiques. L'histoire de la thérapeutique de la syphilis (1) est assez longue pour rendre les nouveaux prophètes plus timides (2). Si nous voulons avancer, il faut mieux observer. C'est ce que nous avons essayé de faire dans les recherches qui vont suivre.

(1) Simon, voyez mon *Handbuch der spec. Pathol. und Ther.*, II, p. 462.

(2) Porter a écrit un article intéressant sur de semblables erreurs (*Dublin, Quart. Journal*, 1857, nov., p. 289). A l'époque où les chirurgiens militaires de l'armée anglaise, encouragés par les observations de Fergusson, en revinrent au traitement *simple*, Rose, médecin des gardes, traitait toutes les ulcérations des parties génitales sans mercure. Toutes ces ulcérations guérissaient fort bien, mais en moyenne, dans le courant des vingt mois qui suivirent l'infection primitive, ces soldats guéris de l'affection locale présentèrent, dans la proportion de 1 sur 4, une affection constitutionnelle que le médecin traitant ne regardait pas, il faut l'avouer, comme syphilitique. Et quelles étaient ces affections ? Des papules, des pustules, des taches, des douleurs ostéocopes, des ulcérations de la gorge, des condylômes (patches) à la bouche et aux lèvres, de la surdité, de l'alopécie et de l'iritis. Récemment encore Auzias-Turenne (*Revue étrangère*, 1858, oct., p. 149, note) dit qu'il possède un chat qui n'a pas pris de mercure et qui présente des accidents tertiaires.

CHAPITRE II.

LÉSIONS PASSIVES OU NÉGATIVES. — MARASME SYPHILITIQUE. — DÉGÉNÉRESCENCE AMYLOÏDE.

Pour mettre de l'ordre dans l'étude des phénomènes de la syphilis constitutionnelle, nous les diviserons en deux grands groupes : l'un d'eux présente le caractère *passif* (1) ou *négatif* dans le sens que je lui ai donné; l'autre, au contraire, appartient aux phénomènes *irritatifs* ou *actifs* (2) que j'ai récemment décrits. Les derniers comprennent toutes les formes différentes d'inflammation et de néoplasie qui nous présentent l'image, plus ou moins caractéristique, des formes secondaires et tertiaires; parmi les premiers, je range le marasme (cachexie syphilitique) avec ses lésions diverses, suivant les organes ou les tissus affectés.

Si nous étudions d'abord ces phénomènes passifs, nous verrons qu'ils ne consistent pas seulement en des modifications grossières des téguments externes, mais que la nutrition des parties internes est altérée d'une manière notable. La peau prend un aspect sale, se dessèche et se flétrit; les cheveux se détachent par poignées, après s'être aussi desséchés et être devenus plus cassants

(1) *Handbuch der spec. Path. und Ther.*, I, p. 10.

(2) *Archiv für pathol. anatomie*, XIV, p. 26. — *Mémoire sur l'irritation et l'irritabilité*, traduit par M. Pétard, Paris, 1859.

(alopécie syphilitique), les ongles deviennent inégaux et friables. Ricord (1), par les expériences qu'il a faites avec Grassi, a démontré qu'il se produit une modification du sang semblable à celle qui accompagne la chlorose : elle peut se terminer par l'anémie et est caractérisée par une diminution des globules rouges du sang ; en même temps, les ganglions lymphatiques du cou se tuméfient, des douleurs rhumatismales et nocturnes se manifestent, quoique les articulations ne soient ni rouges, ni gonflées (goutte syphilitique). Il se produit en outre des céphalalgies et des névralgies de la cinquième paire, etc. (2).

Quelle est la cause de ce marasme syphilitique? Ricord l'attribue au sang modifié par l'action du virus syphilitique. Je veux bien admettre la première assertion ; la seconde me paraît peu probable, quand je pense à l'état si souvent florissant des malades qui ont des ulcérations du pharynx, des éruptions cutanées et même de légères affections des os. Si la cause immédiate de la modification du sang était le passage du virus dans la circulation, il faudrait que tous les malades affectés de

(1) *Bulletin de thérap.*, août 1844.

(2) C'est ici qu'il faudrait citer les observations de Venot (*Journal de Bordeaux*, 1846), qui range parmi les accidents tertiaires de la syphilis la fragilité des os et surtout des côtes, même chez les jeunes sujets. Il pourrait bien se faire que ces accidents soient de nature mercurielles car, d'après M. Jüngken, les fractures sont communes chez les ouvriers d'Almaden, et leur consolidation est très rapide. Merklin (dans ses *Annotationes ad Pandolphini Tractatum de ventositatis spinœ sœvissimo morbo*, Noriberg, 1574, p. 272), cite un cas semblable de Marcellus Donatus.

syphilis constitutionnelle présentassent cette même modification.

La diminution des globules rouges du sang est due bien plus souvent à l'insuffisance de leur formation, qu'à leur destruction par une cause extraordinaire ; c'est par une raison analogue que la forme atrophique de la desquamation cutanée et l'alopécie résultent de la formation insuffisante de cellules épidermoïdales. Il est vraisemblable que le sang ne se reconstitue pas de lui-même ; les organes hœmatopoiétiques (glandes lymphatiques, rate) semblent être chargés de ce rôle ; voilà pourquoi on remarque l'oligœmie (diminution des globules) dans certaines maladies de l'appareil lymphatique, parce que les corpuscules lymphatiques cessent de se produire régulièrement.

La chlorose syphilitique, et ceci est assez remarquable, est d'autant plus grave que les ganglions lymphatiques malades sont plus nombreux, plus engorgés.

Je rangerai parmi ces accidents passifs un second groupe d'altérations, que je désigne sous le nom de *dégénérescence lardacée, cireuse ou amyloïde*.

Rayer (1), le premier, a rattaché ces lésions à la cachexie syphilitique. Il les décrit, à n'en pas douter, dans les reins et le foie, et compare très judicieusement les points altérés à de la cire jaune (2).

Rokitansky (3) a vu la dégénérescence lardacée du foie et de la rate accompagner les affections constitu-

---

(1) *Traité des maladies des reins.* Paris, 1840, vol. II, p. 488 .

(2) *Loc. cit.*, p. 497.

(3) *Spec. Patholog. Anat.*, vol. II, p. 312, 1842.

tionnelles de la vie végétative, la scrofule, le rachitisme, la syphilis invétérée, la cachexie mercurielle. C'est surtout Dittrich (1) qui a établi les rapports du foie lardacé et de l'altération analogue de la rate et des reins (maladie de Bright), avec la syphilis; mais il a si peu conscience de la nature de cette altération, qu'il parle d'exsudats lardacés de l'os dans le sens des anciens (*massa lardacea*). Quand j'eus découvert la réaction spéciale que la substance modifiée de la rate donne avec l'iode, je déclarai que cette altération dépendait surtout d'un état cachectique, et se rencontrait le plus souvent chez des sujets ayant depuis longtemps des ulcérations (2). Henri Meckel, qui le premier traita *in extenso* de cette affection lardacée (*speckkrankheit*) en général, dit « que sa condition étiologique est une maladie générale, grave, à marche chronique, comme la syphilis accompagnée de cachexie mercurielle, et surtout comme la syphilis des os (3) ». Quelque temps après, je fis remarquer que la dégénérescence amyloïde accompagnait les affections chroniques des os et surtout la carie et la nécrose, s'étendait ensuite à un grand nombre d'organes glandulaires; je montrai que l'altération amyloïde des ganglions se rattachait régulièrement à l'altération des os; enfin je conclus que l'altération des os exerçait une influence sur la dégénérescence glandulaire, soit que la substance fût portée telle quelle de l'os à la glande, soit que les substances provenant de

(1) *Prager Vierteljahrs.*, 1849, I, p. 36.
(2) Séance de l'Académie des sciences, 5 décembre 1853.
(3) *Charité Annalen*, p. 277.

l'os contribuassent à la formation de la dégénérescence amyloïde en irritant la glande (1).

M. de Baerensprung a suivi un tout autre ordre d'idées. Il trouva (2) qu'une partie de la substance granulaire amorphe formant la base du chancre induré était colorée en rouge par la solution iodée. Il conclut de ce fait que l'exsudat formant l'induration spécifique du chancre est différent de l'exsudat inflammatoire, et qu'il est identique avec les épanchements qui se forment sous l'influence de la syphilis constitutionnelle, dans les divers autres organes. D'après lui, la substance qui forme les gommes du tissu cellulaire et du périoste serait colorée en rouge par l'iode; enfin dans les affections syphilitiques inflammatoires des os et des ganglions lymphatiques, on observerait au début des exsudations, d'abord gélatineuses, et qui subissent plus tard la métamorphose lardacée.

M. de Baerensprung, en se réservant de revenir sur ces observations, fait remarquer qu'elles sont une preuve de plus que l'induration spécifique du chancre est déjà une manifestation de la vérole constitutionnelle.

Ces faits, de l'avis même de l'auteur, sont en petit nombre. Quand bien même ils devraient se répéter partout, ce que mes observations me permettent de mettre en doute, je n'en continuerais pas moins à trouver les conclusions fausses. Il est parfaitement certain que la dégénérescence lardacée ou mieux cireuse se pré-

(1) *Archiv für pathol. anatomie*, VIII, p. 364.
(2) *Charité-Annalen*, t. VI, p. 16.

sente plus souvent sans la syphilis qu'avec elle, et il
est aussi certain, d'un autre côté, que très souvent la
syphilis constitutionnelle n'est pas accompagnée de dégénérescence cireuse. D'où nous pouvons conclure :
ces dégénérescences ne peuvent jamais être un caractère spécifique de l'affection syphilitique; de plus, elles
ne sont pas la preuve de la nature spécifique d'aucune
des altérations qu'elle produit.

D'après la description de M. de Baerensprung, on
pourrait croire que la dégénérescence lardacée est
l'élément spécifique de la syphilis secondaire, et qu'il
en est un élément aussi régulier que le tubercule pour
la troisième période. Cette manière de voir est contraire à celle de Dittrich; cet auteur pense que les
accidents secondaires s'accompagnent de productions
tuberculeuses et cicatricielles; que les accidents tertiaires sont caractérisés par des productions lardacées.
Si l'exsudation syphilitique secondaire était essentiellement lardacée, elle perdrait un caractère de
singularité; il en serait de même pour la période syphilitique tertiaire, si elle était tuberculeuse; elle ap-
partiendrait alors à un ordre pathologique bien plus
étendu, et dépassant de beaucoup le domaine de la
syphilis.

L'incertitude qui règne encore sur la nature de l'altération amyloïde nous empêche de lui assigner la
place qui lui appartient. Il me semble probable qu'il
s'agit ici réellement d'une infiltration et d'un dépôt
provenant du sang, et que la substance qui constitue le dépôt préexiste dans les liquides, soit formée

de toute pièce, soit comme combinaison, à l'état nais-
sant (1).

Il m'est impossible aujourd'hui de dire qu'elle y existe
réellement, ni d'où elle provient. Est-elle la conséquence du marasme, ou bien le provoque-t-elle? Il est
difficile de se prononcer sur ce point. Dans les cas
de maladie de Bright, où l'albuminurie, l'hydropisie
et l'anémie sont suivies de la dégénérescence amyloïde
des vaisseaux artériels des reins, il est certain que cette
altération exerce une grande influence sur la nutrition
et les fonctions du parenchyme rénal, et, par suite,
sur la santé générale; mais, en même temps, tout
semble démontrer, au moins dans certains cas, que la
dégénérescence amyloïde complique seulement une néphrite parenchymateuse ou interstitielle déjà préexis-
tante. Les choses se passent un peu différemment dans
les engorgements amyloïdes du foie et de la rate survenant à la suite de la cachexie syphilitique En effet, elles
existent souvent sans complication, et l'on doit admettre
qu'elles amènent une cachexie de plus en plus avancée.
On peut dès aujourd'hui affirmer que la prétendue
hydrœmie, que la maladie de Bright des syphilitiques,
s'accompagnent toujours d'une dégénérescence amyloïde. Il ne faudrait pourtant pas rattacher toute cachexie à cette forme particulière de lésion organique;
nous ferons voir qu'elle est produite par diverses autres
causes importantes, parmi lesquelles le mercurialisme
joue un rôle très important (2).

(1) Consultez ma *Cellularpathologie*. Berlin, 1858, p. 338.
(2) Je ne connais qu'une seule expérience ayant rapport aux modifi-

Dans le cas particulier, il sera toujours difficile, si les antécédents ne sont pas connus d'une manière bien précise, de décider si c'est à une cachexie mercurielle ou à un marasme syphilitique qu'on a affaire, et souvent c'est aux deux à la fois. Il en est de même pour les altérations amyloïdes. Rayer a déjà combattu l'opinion de Wells, Blackall et Gregory, qui attribuent l'albuminurie des syphilitiques au traitement mercuriel; il l'a fait dépendre d'une forme particulière de la néphrite (forme cireuse). sans pouvoir démontrer la nature purement syphilitique de cette néphrite. Graves et Budd (1) attribuent une espèce d'hypertrophie du foie (altération qui semble, d'après leur description, se rapprocher de la forme qui nous occupe) à la syphilis et à l'hydragyrose réunies; de plus, Henoch cite diverses autorités (et l'on pourrait en trouver bien d'autres), qui toutes s'accordent à admettre l'action pernicieuse du mercure sur le foie. Il faudrait ici avoir des observations très minutieusement prises. La syphilis ne produit pas par elle-même la dégénérescence amyloïde, car cette dernière ne se trouve qu'exceptionnellement

---

cations du sang par l'emploi du mercure. Ayres (*The Lancet*, 1845, n° 1) trouva pendant la salivation, dans une maladie inflammatoire, que le sang subissait une perte d'eau, de fibrine, d'albumine et de graisse. Il est vrai que l'hématosine était en quantité plus considérable que d'ordinaire, mais on trouva dans l'urine une quantité si considérable de fer, qu'on est autorisé à conclure que les corpuscules rouges du sang ont été consommés en plus grand nombre. L'hydrargyrose chronique donnerait certainement des résultats bien différents.

(1) *Les maladies du foie*, trad. de l'anglais par Henoch. Berlin, 1846, p. 274.

dans le foie, lorsque cet organe présente simultanément les altérations syphilitiques caractéristiques. La cause déterminante doit se trouver autre part ; il faut probablement la rapporter au mercure, ou bien à des affections antérieures d'autres organes, des os par exemple. C'est cette dernière hypothèse que je préférerais, quoique je sois forcé de convenir que la dégénérescence amyloïde de la rate et du foie, des reins et de l'intestin, accompagne bien plus rarement les affections syphilitiques que les affections scrofuleuses des os.

CHAPITRE III.

PHÉNOMÈNES ACTIFS OU IRRITATIFS. — HISTORIQUE. — EXOSTOSES. — GOMMES. — SPINA VENTOSA. — CARIE ET NÉCROSE SYPHILITIQUES. — CARIE SÈCHE. — ÉVOLUTION PATHOLOGIQUE DES CICATRICES OSSEUSES. — Ire OBSERVATION. — LÉSIONS DE VOISINAGE.

Ce sera surtout à propos du groupe des phénomènes *actifs* ou *irritatifs*, qu'on émettra les opinions les plus variées et les plus contradictoires. C'est à ces phénomènes que sont dues ces modifications si multiples qui constituent les symptômes les plus caractéristiques de la syphilis constitutionnelle. Ici, encore, la nature et l'histoire de la lésion soulèveront les discussions les plus vives. Existe-t-il un produit spécifique de la syphilis? En existe-t-il deux ou plusieurs? Quelles lésions sont secondaires, quelles altérations sont tertiaires? Les accidents secondaires sont-ils spécifiques ou non ? En est-il de même pour les tertiaires? Les lésions dues à la syphilis peuvent-elles être séparées de celles qui sont produites par le mercure? J'essaierai de répondre à toutes ces questions; mais, pour éviter la confusion habituelle qui résulte de la description simultanée des lésions les plus diverses, je suivrai une marche qui me semble plus claire : je prendrai chaque organe à part; à l'occasion de chacun d'eux, j'examinerai si les lésions qu'il présente sont secondaires ou tertiaires, si elles sont produites par la syphilis ou par le mercure.

Dans la syphilis constitutionnelle, les lésions les plus variées peuvent, comme on le sait, affecter le même organe; c'est ce que l'on remarque d'une manière évidente à la peau. Depuis longtemps on sait que les os sont le siége de diverses altérations, sans que jamais personne se soit donné la peine de chercher les différences qui existent entre ces altérations. On séparait pourtant les tophi et les gommes d'avec la carie et la nécrose.

Falloppe dit des premiers (1) :

« Verum accidit ut post dolores, vel cum doloribus, tumores infestent circa articulos, internodia, in media fibula, in medio cubito, et his caput sæpe coronatur, ut regni Gallici insignia præ se ferat. Isti tumores cum contineant materiem crassam, quæ est veluti gummi eliquatum, ideo gummata gallica vocantur a medicis. Hi tumores duorum sunt generum : alter tophaceus est, alter autem minime. Tophacei sunt constantes ex ma-

____

(1) *Loc. cit.*, p. 59.

teria penitus lapidosa et videntur veluti tophi ossei vel materia illa, qua ligantur ossa fracta. Secunda species tumorum est, quando materies est mollis, quæ tripliciter apparet; nam aliquando est veluti laridum, aliquando est minus crassa et est similis polentæ, et est atheroma gallicum. Tertia species est sicut mel et dicitur meliteris gallica. In capite ut plurimum sunt vel substantia laridi vel mellis vel polentæ. Circa pedes sunt majori ex parte lapidosi et tophacei, ita in tibiis, in intermediis, nunc tophacei, nunc molles existunt. Loca sunt ligamenta articulorum, corpora ossium, perihostia, in quibus tumores dolorissimi sunt; aliquando in superficie ossis crescit affectus iste. Materia est ut plurimum pituitosa, tenax et melancolica, cum natura bene concoquere non potest. Aliquando miscetur bilis et ita fit meliceris, aliquando est pituita minus crassa et fit atheroma. Aliquando crassa est et melancolea et fit tophus vel steatoma. »

Falloppe comprend évidemmment sous le nom de gommes toutes les formes de tuméfaction osseuse (tubercules); quelques lignes plus bas, il parle en effet de l'ulcération qui accompagne ces lésions. Plus tard (1) on sépara les exostoses et les nodi, en réservant le nom de tophus (2) aux tumeurs goutteuses, qu'on compare à un tubercule rempli de craie. Pourtant on continua longtemps à considérer les causes de ces lésions comme identiques.

---

(1) Du Verney, *Maladies des os.* Paris, 1751, t. II, p. 479.

(2) Idema, *Heilkund proev. van den Winddoorn.* Leeuvarden, 1750, p. 117, et Pallas, *Prakt. Anleitung, die Knochen-Krankheiten zu Heilen.* Berlin et Stralsund, 1770, p. 213.

Bertrandi (1) considère l'exostose et l'hyperostose comme un degré avancé de développement des gommes et des tophi, qui, d'après lui, résultent de l'accumulation d'une substance gélatineuse entre le périoste et l'os. Böttcher (2) dit de plus que les gommes et le tophus sont un degré peu avancé de l'exostose. Duverney avait déjà affirmé que les *nodi*, c'est-à-dire les très petites exostoses (3), étaient formés par l'épanchement des sucs nutritifs du périoste (4). Cette idée se modifia plus tard. Petit (5) avait reconnu un œdème particulier du périoste; on rapprocha la gomme de cette lésion, tandis que la périostose, l'exostose, le nodus, étaient considérés comme tumeurs osseuses, comme une extension, un soulèvement de l'os (6). Chaque auteur copiait religieusement son devancier; la théorie de l'exsudation gagnait du terrain, et il était de plus en plus difficile de retrouver la bonne voie.

D'après ce que nous savons du développement des productions du périoste, il nous semble que l'idée des anciens était plus juste et plus vraie. Rien ne prouve que

(1) *Lehre von den Knochen Krankheiten*, traduit de l'italien. Drésde et Leipsick, 1792, p. 275-292.

(2) *Abh. von den Krankh. der Knochen, Knorpel und Sehnen.* Kœnigsberg et Leipsick, 1793, t, II., p. 27.

(3) *Loc. cit.*, p. 476.

(4) *Loc. cit.*, p. 480.

(5) *Loc. cit.*, p. 438.

(6) Voy. à ce sujet : Renard, *Versuch die Entstehung und Ernæhrung, das Wuchsthum*, etc. Leipsick, 1803, p. 129 ; et Van Heckeren, *Vermischte Beytrœye.* Breslau, 1803, vol. I, p. 14 ; enfin, Clossius, *op. cit.*, p. 109, 118.

l'exostose et l'hyperostose syphilitiques résultent d'un soulèvement, d'un accroissement de l'os; tout semble démontrer, au contraire, qu'elles sont formées par l'apposition extérieure de substances provenant du périoste. On trouve, il est vrai, à l'intérieur du crâne des exostoses tenant à l'os par un pédicule assez grêle; il est beaucoup plus aisé d'expliquer ce fait par le développement de l'exostose au milieu de la dure-mère, que de faire provenir la tumeur de l'os lui-même.

Ricord (1) dit positivement que les exostoses examinées peu de temps après leur formation sont simplement juxtaposées aux os, auxquels elles n'adhèrent pas et dont on peut aisément les séparer. Quant à moi, je n'ai aucune observation qui puisse expliquer le développement des exostoses syphilitiques ordinaires; cependant j'ai rencontré plusieurs fois, dans des cas de syphilis constitutionnelle, certaines néoplasies particulières de l'os que je ne trouve décrites nulle part.

Elles existaient à la surface interne des os du crâne, au frontal et aux pariétaux spécialement; on trouvait en même temps des exostoses extérieures plates, sans autre affection de l'os et du périoste. Quand on considérait la partie interne de la dure-mère adhérant encore à l'os, on apercevait des plaques d'un aspect étrange, ressemblant presque à de la mousse; elles avaient un quart à un demi-pouce de large, étaient tantôt isolées, tantôt confluentes; leur forme était ronde; leurs bords, nettement limités, étaient comme crénelés; épaisses, d'un

(1) *Gazette des hôpitaux*, 1846, janvier, n° 1.

blanc mat, elles présentaient une surface rugueuse, finement granulée. Ces plaques siégeaient dans le tissu même de la duremère, et en les séparant on voyait, à l'endroit qu'elles occupaient, des vides ou des dépressions closes par une pellicule très mince. Ces plaques adhéraient peu à l'os en général, cependant quelques-unes lui étaient intimement unies.

La tumeur gommeuse appartient en grande partie au périoste, quoique, comme nous, le verrons plus bas, la couche corticale de l'os participe aussi à sa formation. Il s'agit maintenant de savoir si la tumeur gommeuse peut s'ossifier elle-même, et si l'exostose a été, dans les premiers temps de sa formation, une tumeur molle.

Je n'ai aucun fait anatomique qui puisse me le démontrer d'une manière évidente. Je pense, malgré le dire de plusieurs bons observateurs et malgré la valeur de certains faits cliniques, que la chose ne se passe pas d'une manière si simple, et je m'efforcerai de le démontrer plus bas. Il serait pourtant désirable que la science fût fixée sur ce point.

A côté de ces affections périostiques, se trouvent les altérations profondes des os, la carie et la nécrose, qui sont heureusement devenues fort rares aujourd'hui.

Il faut, dans l'histoire de la syphilis, accepter avec circonspection ce que les anciens ont écrit sur le spina ventosa. D'après moi, cette affection est une ostéo-myélite se développant sur un terrain scrofuleux ou tuberculeux, produisant des nécroses centrales ou totales très étendues, lesquelles sont entourées ensuite de coques osseuses volumineuses, très poreuses et perforées, provenant de productions périostiques. Il n'en est pas de même dans la syphilis. Une carie peut bien attaquer le centre d'un os long, produire une nécrose ; mais, au lieu de ces dépôts poreux et spongieux, de ces enveloppes produites par le périoste, on trouve au contraire des hyperostoses résistantes, épaisses et compactes, comme on peut les voir par douzaines dans les anciennes collections anatomiques (1). J'ai trouvé à Wurzburg une seule pièce présentant une analogie éloignée avec le spina ventosa, elle provenait, d'après les catalogues, d'un malade affecté de syphilis constitutionnelle ; les os de ce sujet étaient remarquables par leur légèreté, leur structure poreuse, par des dépôts périostiques très peu épais et très cassants ; ils représentaient assez bien ce que Gerdy (2) appelle la raréfaction inflammatoire des os. Je ne puis malheureusement pas affirmer que cette altération fût le résultat d'une affection syphilitique.

L'histoire de la carie et de la nécrose syphilitiques n'est pas faite avec assez d'exactitude pour qu'il soit possible d'en donner une description, même incomplète. Les auteurs se bornent à décrire grossièrement le résultat final, et presque tous admettent d'avance que la marche de la carie et de la nécrose syphilitiques ne diffère en rien des autres formes de carie et de nécrose.

Ceci ne me paraît nullement conforme à la vérité, au moins dans le plus grand nombre des cas ; aussi

(1) Otto, *Anat. patholog.*, p. 149.
(2) *Archives générales*, 1836, 2ᵉ série, t. X.

vais-je essayer d'établir des distinctions plus précises entre les différentes formes. Je ferai remarquer, en passant, que mes recherches anatomiques relatives à la marche des phénomènes pathologiques, ont porté spécialement sur une seule de ces formes.

1.° *Carie et nécrose consécutives à des ulcères rongeants des parties molles environnantes.* — Il faut ranger dans cette catégorie bon nombre, si ce n'est la totalité, des altérations du voile du palais (1), de la cloison des fosses nasales, ainsi que du cartilage thyroïde.

Le périoste et le périchondre sont détruits, les surfaces osseuses et les cartilages sont dénudés et finalement nécrosés; tous les os superficiels (sternum, omoplate) peuvent, dans certaines circonstances, subir la même modification.

2° *Carie périphérique et nécrose consécutives à une périostite suppurée ou à des clapiers ichoreux.* — J'ai vu quelques cas semblables sur des tibias syphilitiques, mais je ne saurais décider si cette forme est produite par l'action syphilitique seule, ou bien si elle se rencontre communément, ce dont je suis porté à douter.

3° *Carie et nécrose interne, suites d'ostéomyélite gommeuse ou suppurée.* — Je n'ai jamais eu l'occasion de rencontrer cette forme sur des pièces fraîches, mais les planches qu'on trouve dans Ricord (2) sont tellement convaincantes, que je l'admets sans hésitation.

Ce que le célèbre syphiliographe décrit comme dé-

(1) Ricord, *Gazette des hôpitaux*, 1846, février, n° 15.
(2) *Clinique iconographique de l'hôpital des vénériens.* Paris, 1851, pl. XXVIII bis et XXXIX bis.

générescence plastique de la moelle, comme une masse jaunâtre dure et lardacée, concorde complétement, comme nous le verrons plus loin, avec la structure des tumeurs gommeuses d'autres organes. Dans un cas de Dufour, sur lequel nous reviendrons plus bas, l'identité de ces deux affections a été reconnue par Lebert. On pourrait ranger dans la même classe un cas de nécrose du crâne, communiqué par Rouget à la Société anatomique (1), ainsi que les observations présentées à cette occasion par MM. Gosselin et Follin, qui insistèrent sur la production d'une substance « phymatoïde. » Dittrich (2) mentionne, dans un cas de carie de toute la voûte crânienne, l'infiltration de l'os par un exsudat blanc grisâtre, d'aspect lardacé. Il est évident ici que l'affection prend son point de départ dans la cavité médullaire interne de l'os; tandis qu'à l'extérieur on n'observe que les signes d'une simple irritation (dilatation des canaux médullaires, épaississement de la couche corticale de l'os, hyperémie).

Je ne saurais affirmer que les phénomènes morbides se succèdent toujours ainsi, car je n'ai rien trouvé qui me démontrât d'une manière positive, que ces vastes nécroses, celles de la voûte crânienne par exemple, fussent plutôt le résultat d'une ostéomyélite suppurée que d'une ostéomyélite gommeuse.

Et pourtant cette question est d'une extrême importance, car sa solution seule permettra de classer anatomiquement ces nécroses. Si l'on considère l'aspect

(1) *Bulletins*, 26ᵉ année, p. 363.
(2) *Prager Vierteljahrsschrift*, 1849, Fasc. I, p. 20.

particulier des nécroses du crâne pendant le cours d'une syphilis constitutionnelle, il est évident qu'à plus d'un titre on peut les ranger parmi les affections de nature spécifique. En effet, c'est de dedans en dehors que marche ici la nécrose. Une portion d'os nécrosé, à larges pores, à l'aspect vermoulu pour ainsi dire, mais à surface plane, se sépare de l'os vivant, par une ligne de démarcation dentelée, tout en conservant des angles nettement tranchés. Les bords de ce dernier qui se sclérose de plus en plus, s'élèvent par l'apposition de nouvelles couches osseuses, et dépassent la partie mortifiée. Des lésions analogues se forment tantôt à une grande distance, tantôt les unes à côté des autres, et alors les foyers se réunissent, occasionnent ces vastes désordres qui détruisent presque toute la voûte crânienne. Les signes de l'irritation du périoste manquent entièrement au début de l'altération, ou bien ils sont à peine marqués. Cette affection offre la plus grande analogie avec certains tubercules profonds des parties molles, et représente en même temps la forme la plus maligne des altérations osseuses de la syphilis tertiaire.

4° Il nous reste à mentionner une forme qu'on est tenté de ranger parmi les caries syphilitiques, et parmi lesquelles on la range sans doute très souvent, forme dont on parle rarement, dont on n'a jamais donné une description complète, et qui pourtant, d'après mes recherches, doit être des plus fréquentes. On pourrait la nommer : *carie sèche*, ou *atrophie inflammatoire de la substance corticale de l'os*. En effet, l'affection a constamment son siège à la face extérieure de l'os, et je

n'ai pas vu un seul cas qui ait été accompagné de suppuration, quoique des désordres considérables en soient
souvent le résultat. Aussi existe-t-elle souvent simultanément avec une tumeur gommeuse du périoste. Bertrandi est le seul qui ait dit quelque chose de positif à
cet égard (1) : « On trouve fréquemment, dit-il, de la
carie sous les tumeurs gommeuses, mais ordinairement
c'est une carie sèche quand, après la section, on voit
s'écouler une masse gélatineuse.

Cullerier (2) décrit un cas de nécrose, (ou plutôt de
carie incomplète, ou mieux de décomposition des os),
qui peut-être pourrait trouver place ici, mais dont la
description ne permet pas de se prononcer d'une manière certaine. Ricord donne, dans sa *Clinique iconographique*, pl. XXX, fig. 4, une planche représentant une
clavicule affectée d'une carie de ce genre, mais la description en est assez obscure. Il dit, dans l'explication
de cette planche, que ces os offraient, à l'endroit qui
avait été le siége de la carie, une portion rugueuse dé-
nudée de périoste, sans qu'il s'y fût manifesté de la
suppuration. D'après le dire du patient, cette affection
aurait débuté par des douleurs ostéocopes accompa-
gnées de gonflement. Au moment de l'examen, à l'hôpital, les douleurs avaient disparu ; la clavicule semblait avoir éprouvé une certaine usure dans sa partie
moyenne ; on y apercevait une dépression rugueuse facile
à sentir par le toucher à travers les téguments. Tout
médecin dont la pratique est un peu étendue, a dû

(1) *Op. cit.*, p. 297.
(2) Voy. Bruns, *Manuel de chirurgie pratique*, vol. I, p. 503.

rencontrer des cas analogues; on voit se former des dépressions, qui deviennent surtout sensibles aux os de la voûte du crâne, sans que jamais on puisse constater de la fluctuation, et sans qu'une ouverture spontanée se forme au dehors. Cette carie sans suppuration, cette usure de l'os, diffère complétement de la carie ordinaire ; et, autant que j'ai pu le voir, elle n'a rien de commun avec la suppuration. Sauf un cas où l'affection qui nous occupe siégeait au sternum, je l'ai toujours vue attaquer les os du crâne, et principalement le frontal et les pariétaux. Voici, d'après mes observations, la description que je puis en faire :

Les modifications de l'os peuvent être observées à leur face interne, ainsi qu'à leur face externe; la marche de l'altération est la même aux deux faces, si on considère les cas où le tissu osseux proprement dit est seul attaqué. L'état du périoste varie dans les deux altératives.

Le péricrâne offre toujours des modifications moins importantes que l'endocrâne (c'est-à-dire le feuillet périostique de la dure-mère). Quant à l'os, nous le verrons, comme dans l'ostéomyélite gommeuse, tantôt attaqué sur divers points, tantôt sur un seul, par des altérations formant des espèces de foyers, se montrant en même temps à la partie interne et à la partie externe de l'os, et se correspondant rarement. Dans certains cas rares, j'ai vu les foyers externes et internes se correspondre parfaitement. Enfin deux ou plusieurs de ces foyers se développent à peu de distance les uns des autres, et finissent plus tard par se confondre en un seul.

Deux modes de développement, différents en apparence, s'observent dans chaque foyer : au centre, il se fait un travail de raréfaction ou d'atrophie (travail régressif); à la circonférence, un travail de condensation ou d'hypertrophie (travail progressif). La raréfaction com-

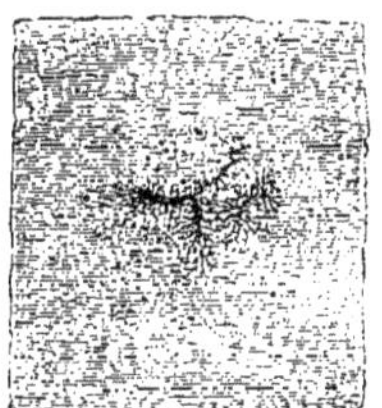

FIGURE 1 (*).

mence constamment par l'élargissement des canaux médullaires (canaux vasculaires) de l'os.

On voit des orifices béants, des pores, qui sont les extrémités des canaux droits de la substance corticale, et en même temps des sillons convergents vers l'endroit affecté, et qui sont formés par les canaux parallèles à la surface de l'os. Au début, la substance corticale de l'os (fig. 1) se creuse dans une petite étendue; cette dépression prend un aspect étoilé et offre une grande analogie avec certaines cicatrices de la muqueuse, et surtout avec celles qui sont la suite d'ulcérations syphilitiques (muqueuses du vagin, du nez et du pharynx).

Cette dépression stellaire, cette sorte d'étoile, augmente en circonférence et en profondeur. Les canaux médullaires du pourtour s'élargissent; le centre se déprime et prend la forme d'un entonnoir, tandis que les

(*) Portion d'un pariétal affecté d'ostéite et de périostite gommeuses. L'altération est à son début,

bords se taillent à pic, deviennent anfractueux, ridés et froncés.

La partie corticale de la table interne ou externe se perfore peu à peu ; le fond de l'entonnoir se trouve dans la partie spongieuse du diploé. J'ai même observé une fois une véritable perforation de l'os, peu étendue à la vérité, et qui était due à la rencontre des deux entonnoirs qui se correspondaient comme deux cônes par leurs sommets.

Pendant que cette usure de l'os se produit, et qu'elle est d'autant plus étendue que l'entonnoir et l'étoile sont plus développés, on voit la substance osseuse de nouvelle formation, se déposer à la périphérie (fig. 2) ; on la remarque à la surface de l'os : c'est d'abord une pellicule mince, molle, très vasculaire, qui s'ossifie rapidement, constitue une couche d'ostéophytes blanchâtres et finit par faire corps avec l'os primitif. Au début, l'ostéophyte jouit d'une grande vascularisation ; ses vaisseaux sont larges et gorgés de sang ; mais bientôt il devient plus résistant, plus épais, blanchâtre, il s'éburne et se sclérose. Comme il se confond insensiblement avec les parties saines environnantes, il constitue presque toujours une simple hyperostose ou une simple périostose, mais non une exostose. Cette dernière se rencontre pourtant en même temps à d'autres endroits du crâne. Dans quelques cas très avancés seulement, on voit l'hyperostose former, autour de la dépression, un bourrelet irrégulier et mamelonné. C'est dans ces cas qu'on pourrait admettre parfois que l'hyperostose a commencé par une gomme, ce qui au fond n'est pas vrai.

Il se dépose aussi de la substance osseuse de nouvelle formation au fond de l'endroit affecté ; du milieu du

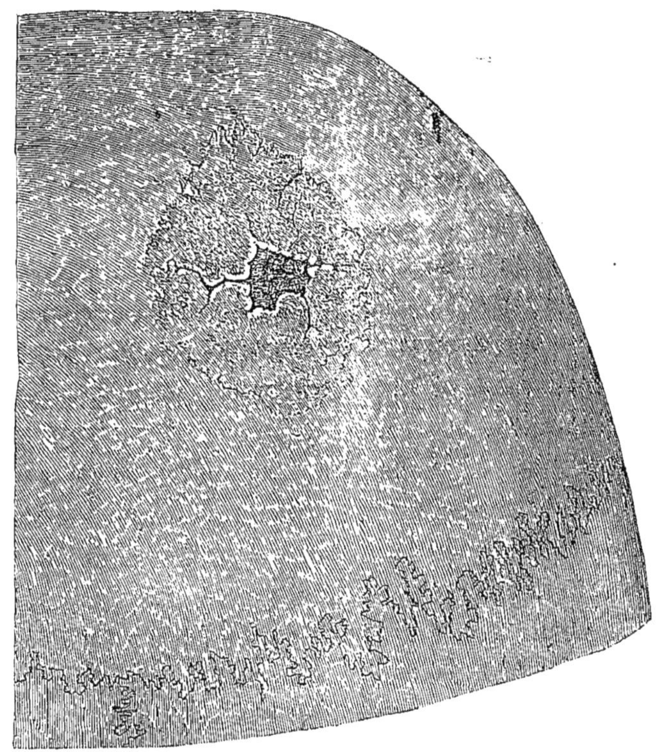

FIGURE 2 (*).

diploé, produites par la transformation du tissu [médullaire, naissent de nouvelles parties osseuses qui remplissent les anciennes cavités médullaires du diploé, et qui produisent à la fin une sclérose de toute la partie malade. Cette sclérose peut s'étendre très loin, même

(*) Portion d'un frontal après l'évolution d'un périostite et d'une ostéite gommeuses.

lorsque l'entonnoir est peu profond et qu'il ne dépasse pas la couche corticale de l'os; les parties épaisses du diploé peuvent être traversées, et la sclérose se continue dans une couche d'ostéophytes et d'hyperostoses de la face opposée de l'os, où l'on peut les voir aussi distinctement qu'à la périphérie de l'entonnoir.

Le plus souvent j'ai observé cette dernière modification sur la paroi osseuse interne qui regarde la dure-mère, et cela dans des affections dont le point de départ était la surface externe du crâne. Il est plus rare de voir l'affection débuter par la face interne des os du crâne et venir se manifester à la surface externe.

J'ai eu pourtant l'occasion d'observer des bourrelets volumineux d'hyperostose envahissant les surfaces voisines dans le cas où l'absorption commençait par la face interne.

A quoi doit-on attribuer cette modification particulière? Il n'est pas douteux que l'hyperostose, ainsi que la sclérose des parties osseuses environnantes, ne soit due à une irritation des tissus, comme on peut l'observer dans plusieurs autres formes d'ostéite et de périostite. Mais il est difficile d'expliquer l'atrophie et la formation de l'étoile et de l'entonnoir. Jamais, pendant l'évolution de cet acte pathologique, je n'ai observé la moindre trace de pus, et si l'on voulait expliquer ce travail morbide de la même manière que celui de la carie, si on voulait le comprendre comme une carie sèche, il ne faudrait plus en tout cas définir la carie : une suppuration de l'os. Le périoste de la face externe du crâne est surtout peu modifié d'ordinaire, et c'est seulement près de la dépression centrale que l'on rencontre d'habitude un tissu conjonctif blanc rougeâtre, très vasculaire. On pourrait presque comparer cette altération à celle des autres formes d'atrophie périphérique des os.

M. Bruns me fit à Tubingue des objections qu'il appuya d'une observation mieux connue depuis, grâce à la description consciencieuse qu'il publia et à une planche bien faite qu'il donna dans son *Manuel chirurgical* (1). Il est question dans ce livre d'un cas d'anostose excentrique très singulière de la voûte crânienne, ayant succédé à des traumatismes répétés. Et pourtant le cas est différent, puisqu'on observe à un endroit une suppuration réelle, et que la mort fut produite par une méningite suppurée. L'atrophie sénile des os, surtout celle que l'on observe aux os du crâne, que j'ai décrite autrefois (2), et que Bruns nomme anostose interstitielle (3), ressemble beaucoup plus à l'affection qui nous occupe. Mais, si la physionomie générale de ces altérations offre une grande analogie, il faut convenir que, dans le cas particulier, elles présentent des différences marquées. En effet, l'atrophie sénile n'a pas ce caractère essentiellement actif et inflammatoire qui accompagne régulièrement l'atrophie syphilitique ; d'un autre côté, l'hyperostose, la sclérose et la néoplasie vasculaire, quand elles existent réellement, ne siégent pas au pourtour de la partie atrophiée, mais à une grande distance.

---

(1) *Handbuch der chirurgie*, vol. I, p. 502, ATLAS, pl. VII, fig. 1 et 2.
(2) *Wurzburg. Verhandl.*, vol. IV, p. 354.
(3) *Op. cit.*, p. 497.

Dans l'atrophie des bosses pariétales, par exemple, il peut exister simultanément, l'hyperostose, la sclérose et la néoplasie vasculaire du frontal : mais la marche de l'affection est si peu active à l'endroit même où se forme l'atrophie, que les cavités médullaires du diploé restent souvent béantes.

Quoique le tissu mou remplissant la dépression osseuse syphilitique soit peu abondant, il me semble pourtant qu'il faut en tenir compte, surtout parce que dans les cas où l'affection peut être suivie pendant la vie, elle débute, comme on se le rappelle, par un gonflement, et qu'il existe certainement un rapport avec le tissu sus-mentionné et ce gonflement.

J'avoue que je n'ai aucune pièce qui me permette de juger définitivement les actes pathologiques qui se passent à la table externe du crâne, mais on comprendra que dans cette région où, par l'affaissement successif des parties molles environnantes, les vides se comblent avec tant de facilité, la résorption s'opère plus vite. A la table interne des os du crâne, j'ai rencontré cette dépression, qui était comblée par un cône de tissu de nouvelle formation (comparez avec l'observation n° V), et comme j'ai rencontré trois fois ce phénomène à côté d'une atrophie de la table externe qui semblait simple en apparence, j'y attache une grande importance.

Je ne connais sur ce point d'autre observation que celle de Charrier (1) : elle a trait à un nouveau-né syphilitique, affecté de pemphigus et de foyers dans le pou-

____

(1) *Gazette des hôpitaux*, 1854, n° 43.

mon, et présentant de plus, entre les os du crâne et la dure-mère, de larges taches qui semblaient suppurer. L'examen microscopique fait par Follin démontra que ces taches étaient constituées par un amas très vasculaire de tissu fibro-plastique ; on ne trouva du pus nulle part.

Dans toutes mes observations, le cône dont j'ai parlé se détacha avec la plus grande facilité de l'enfoncement dans lequel il était logé, lorsqu'on décolla la dure-mère. Dans un cas où l'affection était toute récente, ce cône offrit la structure suivante : sa pointe était constituée par un tissu transparent mou, gélatineux, d'aspect gris-jaunâtre ; vers la base du cône, à la partie adhérente à la dure-mère, ce tissu se transformait en une masse plus compacte, plus résistante et de coloration plus blanchâtre. L'examen microscopique fit reconnaître un tissu conjonctif épais, en rapport intime avec la dure-mère, ne s'en distinguant que par le nombre, la dimension plus considérable de ses cellules fusiformes. Le nombre de ces cellules allait en augmentant vers la pointe du cône, tandis que la substance fondamentale fibreuse devenait plus homogène et plus ramollie ; elle finissait par devenir presque liquide ; on pouvait en séparer avec facilité de nombreuses cellules rondes, très pâles, à contenu à peine granuleux, et dont le nucléus était transparent, rond et relativement assez volumineux. Il y a quatre ans que je fis cette observation, et alors je ne pus juger si cette néoplasie avait pris naissance dans la dure-mère ou dans la substance osseuse. Je suis disposé à croire que ces deux tissus participent également à sa production, et que le sommet mou et gélatineux du cône résultait directement d'une métamorphose du tissu osseux.

Dans les deux autres cas, cette masse gélatineuse

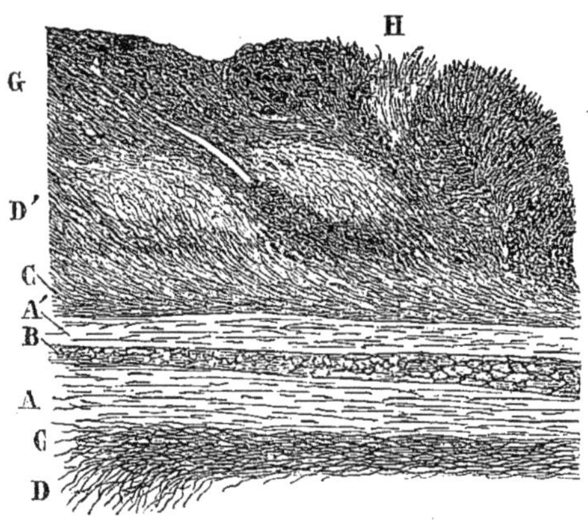

FIGURE 3 (*).

n'existait pas. Le bouchon plus petit était constitué par une masse plus dure et plus résistante ; la portion pointue renfermait une substance très sèche, d'un blanc

(*) Coupe d'un tubercule gommeux de la dure-mère. Grossissement, 16 diamètres. Au milieu, le tissu primitif de la dure-mère.

A Couche interne des fibres longitudinales.

A' Couche externe des fibres longitudinales.

B Couche fibreuse coupée transversalement et formée par des cellules étoilées.

C Couche plus interne de fibres longitudinales.

C' Couche plus extérieure de fibres longitudinales ; elle est tuméfiée, et d'un aspect trouble.

Les couches de prolifération partent de ces deux couches, en s'en écartant de plus en plus ; à l'intérieur, on remarque une couche mince, fibreuse, réticulée D ; à l'extérieur se trouve une couche épaisse, feutrée, subissant en partie la dégénérescence graisseuse ; cette dernière est complète en G.

H est le point où la tumeur pénétrait plus profondément dans l'orifice de l'os, en formant une espèce de tampon peu résistant.

jaunâtre. Je ne saurais mieux la comparer qu'à la plaque durcie d'une artère affectée d'inflammation chronique et sur le point de devenir athéromateuse (fig. 3, G, H). Le microscope confirma cette présomption; c'était en effet une métamorphose graisseuse à granulations fines provenant de corpuscules conjonctifs de nouvelle formation (1). Seulement la métamorphose ne fut pas complète, il ne se forma pas de véritable foyer athéromateux, de cavité remplie de bouillie graisseuse; la masse graisseuse granuleuse était plutôt répandue au milieu de ce tissu conjonctif, dont les fibres disposées, soit obliquement, soit perpendiculairement, s'élevaient au-dessus de la surface primitive de la dure-mère; il était facile de distinguer ce tissu conjonctif d'avec la dure-mère, à cause de la disposition de ses fibres, de sa couleur et de sa consistance. Aux endroits où les saillies étaient le plus considérables, on trouvait sur le feuillet viscéral de la dure-mère un gonflement aplati, à surface rugueuse, constitué, comme le microscope le démontra, par un réseau à larges mailles de nouvelle formation et tapissé de villosités (fig. 3, D).

Il est incontestable que ces cônes étaient des gommes. En effet, toutes les gommes solides que j'ai étudiées offraient la même texture et le même mode de développement. La seule différence était constituée par l'absence de la matière gélatineuse, ce qui prouvait plus nettement que cette dernière provenait de l'os lui-même.

(1) Voy. mes *Gesam. Abhandlung.*, p. 503, et ma *Cellular Pathologie*, p. 323.

Je me réserve de revenir sur ces productions gommeuses; pourtant, je crois qu'il m'est permis de conclure dès à présent que l'atrophie est intimement liée à la formation des gommes, et que la dépression sensible de la couche corticale de l'os ne se produit qu'après la nouvelle résorption de la gomme, ce qui a lieu plus aisément à la face externe qu'à la face interne de l'os. Bien des fois on a observé une pareille résorption dans le cours du traitement, et on a pris ce résultat pour une guérison, ce qui est vrai à un certain point de vue, et ce qui est faux d'un autre côté.

S'il était vrai, comme je l'ai exposé, que la nécrose syphilitique commençât par une ostéomyélite gommeuse, on pourrait reconnaître un rapport intime entre la marche si différente, en apparence, de la nécrose et de l'atrophie; on comprendrait dès lors facilement pourquoi, sur le même os, on trouve la nécrose et l'atrophie à côté l'une de l'autre. A ce propos, je ne puis m'empêcher de mentionner en passant une particularité qui m'a été toujours suggérée par la nécrose syphilitique : je veux parler des larges pores et de l'aspect vermoulu du séquestre. C'est par ce séquestre que la nécrose syphilitique peut se distinguer notablement des autres formes de nécroses, dans lesquelles le séquestre, quand il provient de la couche corticale, offre une surface lisse, polie, compacte, égale et ayant l'aspect d'un os normal. Les parties nécrosées sont vermoulues et poreuses quand la nécrose est le résultat d'une néoplasie, d'un tubercule, d'une carie par exemple. Dans ce cas-là, même lorsque le séquestre provient de la couche corticale, sa surface conserve l'aspect lisse normal. Dans la nécrose syphilitique, on aperçoit de grands trous à la surface du séquestre; ces orifices se réunissent dans l'intérieur, et font présumer que la formation des gommes a précédé celle du séquestre; le tissu environnant, qu'il soit ou non nécrosé, est souvent éburné et lourd, ce qui constitue un contraste bien tranché. Il serait donc à souhaiter qu'on élucidât la marche pathologique de la nécrose syphilitique, et ce point une fois connu, on aurait enfin un terrain sûr pour la discussion.

Quant à la question anatomique, je ferai observer que j'ai toujours trouvé à côté des altérations de la boîte osseuse du crâne, des modifications plus ou moins importantes de la surface interne et libre de la dure-mère. Après un examen minutieux, on finit par découvrir de légers dépôts de nature fibrineuse ou d'origine hémorrhagique se laissant détacher facilement, ce qui est une preuve de plus de la nature inflammatoire de cette modification morbide. Je donnerai plus tard le résultat sommaire de quelques autopsies. Quant aux faits cliniques, je n'en ai pas d'assez complets à ma disposition.

Je vais citer le cas suivant, le seul qu'il m'ait été donné d'observer longtemps pendant la vie, et qui a trait à une simple atrophie osseuse extérieure :

OBSERVATION I. — *Syphilis datant de trois ans et demi. — Exanthème de nature douteuse. — Broncho-pneumonie. — Fièvre typhoïde. — Mort. — Atrophie inflammatoire des os du crâne. — Péritonite circonscrite ancienne. — Cicatrices du col*

*de l'utérus avec leucorrhée. — Broncho-pneumonie granu-
leuse.— Calcul biliaire avec hydropisie de la vésicule du fiel.
—Nodulus de l'artère pulmonaire. — Cysticerque ancien dans
le corps strié.*

Augustine Kuhn, servante, âgée de vingt-deux ans, entre à la
Charité, de Berlin, le 1er avril 1853. On lui trouva alors une uré-
thrite, des érosions de la portion vaginale, un flux purulent de l'u-
térus, deux bubons, ainsi qu'un condylome ulcéré (plaque muqueuse) de la grande lèvre droite. Prescriptions : Déc. sarsap.
comp., hydr. iodatum flavum, bals. copaivæ c. tinct. arom. acid.,
frictions avec l'onguent gris, et application de nitrate d'argent. Le
3 mai, elle sortit comme guérie.

Le 7 décembre 1856, par conséquent trois ans et demi plus tard,
elle fut de nouveau arrêtée par la police et amenée à la Charité,
comme affectée d'exanthème de nature suspecte. Comme on jugea
cet exanthème non spécifique, on fit transporter la malade du
service des vénériens dans le mien, le 9 du même mois. En examinant la malade, qui, d'ailleurs, jouissait d'une bonne santé et ne
se plaignait de rien, je trouvai un exanthème jaunâtre, papuleux,
siégeant surtout à la partie supérieure du corps. Je prescrivis quelques bains sulfureux, qui furent bien supportés au commencement,
et qui finalement amenèrent la disparition presque complète de
l'exanthème. Mais le dix-huitième jour, la malade se plaignit de douleurs qui siégeaient dans tout le côté droit de la poitrine, et s'étendaient jusqu'à la région hépatique ; elle avait des vertiges, des bourdonnements d'oreilles, des palpitations de cœur et de l'inappé-
tence. Après une constipation de quarante-huit heures survinrent
des selles copieuses ; pouls un peu irrégulier, à 88 ; urines peu copieuses, saturées et légèrement sédimenteuses. A l'auscultation, on
ne constata rien du côté du cœur: à la percussion, on trouva une
légère matité du côté droit, le bruit respiratoire était affaibli et in-
distinct en plusieurs points (Inf. digitalis e. scr. β ad unc. vi. c.
ammon. muriat.) Rémission dans les jours suivants, mais dyspnée
considérable le 21 au soir, respiration fréquente, peu profonde et

presque stertoreuse ; une douleur se faisait sentir par paroxysmes dans la région précordiale ; pouls très fréquent, petit, irrégulier ; tête prise, face non congestionnée, soif intense, bouche pâteuse, constipation. La malade ne peut supporter un sinapisme ; huit ventouses scarifiées. Rémission sensible le 22 et le 23., soif violente, persistante (eau de Seltz). Le 24, elle se plaint de nouveau de violentes douleurs dans le côté droit de la poitrine ; en arrière, sous l'omoplate, bruit respiratoire diminué, matité, souffle bronchique (6 sangsues, Digitalis c. tart. stibiat.; le 27, 6 ventouses scarifiées, Calomel gr. i, c. Hb. digitalis gr. 1/4. toutes les deux heures).

Le 28, la malade qui, depuis quelques jours, n'avait plus rien pris, eut des vomissements verdâtres, et se plaignit de chaleur dans la tête, de bourdonnements d'oreille et d'affaiblissement de l'ouïe ; les pupilles peu sensibles, pouls à 108, diarrhée (Emuls. amygdal c. Natr. nitr., 20 sangsues derrière les oreilles, fomentations froides sur la tête). Cette médication fut suivie de rémission des bourdonnements d'oreille, mais l'agitation, la fréquence du pouls (qui était à 120 le soir, et plus tard à 132) augmentèrent. Malgré l'application de la glace sur la tête, agitation pendant la nuit, délire, carphologie ; le lendemain matin, grand abattement, traits bouleversés, pouls très fréquent, irrégulier et petit, vomissements répétés, ventre un peu ballonné et très sensible. L'examen fait reconnaître à gauche de la matité et une respiration bronchique. La malade désire beaucoup boire des boissons acidulées (Elixir acid. Halleri, vésicatoire à la nuque, friction avec onguent gris dans la région scapulaire gauche). Le 1er janvier, outre la persistance des symptômes signalés, vomissements de matières verdâtres, et selles de même nature. On administre trois doses de calomel de 5 grains chacune, à deux heures d'intervalle ; diminution des vomissements, aspect plus normal des fèces. En examinant le bas-ventre, je trouve la région hypogastrique tuméfiée et douloureuse, et j'apprends que depuis vingt-quatre heures la malade n'avait pas uriné. L'urine que fournit le cathétérisme est claire, d'un jaune foncé et acide (Inf. Digital. c. kali hydrojod.). Cet état se maintient avec une apparence d'amélioration jusqu'au 5 janvier ; puis surviennent de nouveau des

vomissements bilieux, et une fréquence plus grande du pouls, 132 ;
en revanche, elle reprend conscience de ses actes (Poudre aérophore
avec acétate de morphine, un huitième de grain). Le 6, infusion
d'arnica avec acide benzoïque et éther sulfurique. Le 7, après une
nuit très agitée, le pouls devient plus fréquent, 144 ; la peau est
sèche, médiocrement chaude, tête prise, surdité presque complète,
langue chargée, anorexie, toux violente accompagnée d'une expecto-
ration médiocrement abondante, ventre souple, mais douloureux ;
une seule selle liquide et peu abondante ; l'urine est rendue spontanément, elle est ammoniacale, peu abondante et sédimenteuse.
Mauvaise nuit, toux fréquente, sans que la malade puisse expec-
torer. Le 8, ventre et poitrine douloureux ; la malade n'a pas
conscience de son état, surdité moins prononcée, un peu d'appétit,
pas de selle, pouls petit, à 152, urine avec dépôt d'urate d'ammo-
niaque. Le 10, délire violent pendant la nuit ; le matin, pouls
à 150, à peine perceptible, soubresauts des tendons et carphologie,
les extrémités se refroidissent, ventre douloureux, pas de selle (Liq.
amm. succinic., teinture de castoreum et opium).

Depuis lors délire continuel, perte de connaissance ; la malade
ne prend plus d'aliments. Pouls filiforme. Mort le 18 janvier 1857.

Autopsie. — L'amaigrissement n'est pas sensible. Crâne volumineux ; front étroit et aplati, régions temporale et occipitale très
larges ; les os sont décolorés, lourds et compactes, par conséquent
transparents à beaucoup d'endroits où manque le diploé. Au frontal, à droite, en haut et en dedans de la bosse, sous des téguments
parfaitement sains, se trouve une fossette arrondie ayant un pouce
et demi à deux pouces de diamètre, et au milieu de la fossette
se trouve une dépression ayant à peu près cinq lignes de longueur
sur autant de largeur, d'une forme irrégulièrement anguleuse,
offrant une profondeur d'une ligne et demie (fig. 2). Le fond est
en partie assez lisse, en partie rendu inégal par la présence depetits
fragments osseux (restes de l'os aminci) et est rempli par un tissu
peu abondant, d'un blanc jaunâtre, qui est intimement lié au
péricrâne. Autour de cette dépression se trouve un bourrelet, con-
stituant le bord élevé de l'os, offrant en certains endroits jusqu'à une

largeur de trois quarts de pouce, constitué par la substance osseuse de nouvelle formation, parcouru par un grand nombre de pores et de canaux vasculaires, et malgré cela très résistant, et qui, sans offrir un bord saillant, se perd insensiblement dans les tissus environnants. A sa circonférence, on voit distinctement de petites écailles osseuses isolées, fines et plates, de nouvelle formation, et on observe à travers la surface la dilatation et l'hyperémie des vaisseaux de la couche corticale. Le bourrelet scléreux est si peu saillant, que, vu de profil, on a de la peine à le distinguer ; mais son épaisseur est telle que l'os, vu par transparence, laisse passer partout les rayons solaires, excepté aux endroits correspondants à ce bord. A la partie interne correspondante se trouve un dépôt scléreux, intimement adhérent à l'os, blanc et comme éburné, à l'intérieur duquel serpentent de nombreux canaux vasculaires qui s'entre-croisent. Ceci se remarque surtout vers les bords. Une seconde dépression plus petite, mais du reste en tout semblable à la première, se trouve sur le pariétal droit, à deux travers de doigt de la bosse pariétale, en haut et en dedans (fig. 1). Ici l'os offrait une dépression en T, remplie d'un tissu un peu rougeâtre et profonde d'une ligne à peu près : chaque branche du T avait de deux lignes à deux lignes et demie de longueur. Tout autour on trouve de larges pores (orifices vasculaires) et des irradiations fines, très serrées, entourées d'une néoplasie osseuse opaque. Sous cet endroit, la surface interne de l'os était normale ; en outre, on ne trouvait qu'un épaississement insignifiant et diffus de la table interne de la voûte crânienne. A la base du crâne on ne trouve qu'une petite exostose ; elle est située près de la fosse occipitale droite, en avant du *foramen magnum ;* au-dessous, l'os est raréfié, ses cellules médullaires sont éloignées. Le rocher droit est étroit, il s'avance comme une languette ; le rocher gauche est normal.

La dure-mère est épaissie en divers points, surtout le long du sinus longitudinal ; on trouve à sa face interne des dépôts fibrineux hémorrhagiques qui occupent surtout les endroits correspondants aux sillons cérébraux. La pie-mère est mince, les circonvolutions bien développées, la substance cérébrale a une consistance molle, la substance blanche est médiocrement congestionnée, les ventricules contiennent peu de sérosité. A la portion postérieure et externe du corps strié gauche, se trouve une cavité de la grosseur d'un pois contenant une substance résistante et blanchâtre, dans laquelle on découvre un cysticerque mort.

Le cœur est pâle, n'offrant du reste rien d'anormal, si ce n'est qu'il est légèrement élargi à droite ; dans l'artère pulmonaire, immédiatement au-dessus de la ligne de frottement des valvules, se trouve un petit tubercule dur et bleuâtre. Le sang est coagulé et offre une couenne peu épaisse. Fausses membranes larges et friables à droite sur le poumon, œdème du lobe inférieur et du lobe moyen, qui sont privés d'air, lourds et épaissis, farcis de petites indurations (noyaux) blanchâtres qu'on aperçoit par transparence et qui laissent suinter du pus quand on les incise et qu'on les comprime. La même chose à gauche. La muqueuse bronchique est fortement injectée, les ganglions augmentés de volume, sans offrir de véritables tubercules.

L'intestin grêle est contracté, à l'extrémité de l'iléon et près du cœcum, la séreuse est ardoisée en différents endroits, et garnie de petites villosités. Les ganglions mésentériques sont gonflés, d'un aspect rouge bleuâtre à l'extérieur ; leur coupe offre de l'hyperémie veineuse, leur consistance est uniformément ramollie. Les follicules solitaires sont gonflés et ramollis ; à l'extrémité de l'iléon, on voit une ancienne cicatrice peu caractéristique, tandis qu'on trouve au-dessus et au-dessous de la valvule de Bauhin plusieurs ulcérations récentes, d'une dimension moyenne, ayant l'aspect d'ulcérations dysentériques. La rate est peu hypertrophiée, elle est flasque, sa coupe est humide, rouge, ses follicules sont petits. Le foie est augmenté de consistance, à la face antérieure du lobe droit se trouvent d'anciennes adhérences ; l'orifice de la vésicule biliaire est obstrué par un calcul, il y a commencement d'hydropisie de la vésicule biliaire ; on trouve pourtant de la bile dans l'estomac et le duodénum. Les reins sont légèrement gonflés et hyperémiés. La vessie présente des deux côtés un petit diverticulum un peu plus grand à droite, sa muqueuse est rouge et plissée, le contenu presque entièrement purulent. La séreuse de la vessie et de l'utérus est couverte de villosités semblables à celles de la séreuse intestinale. Rétroversion prononcée de l'utérus, de sorte que son fond touche la face antérieure du sacrum, auquel elle adhère par des brides résistantes vasculaires qui maintiennent l'utérus dans une immobilité complète. De nombreuses cicatrices noirâtres aux ovaires. Dans la vulve, un liquide muqueux, mêlé de grumeaux grisâtres et puants; la portion vaginale du col est légèrement érodée; des filaments fibrineux sortent par l'orifice externe. La cavité du col utérin élargie, colorée en gris perle, présente une cicatrice sur la paroi antérieure; la muqueuse du corps de l'utérus est fortement hyperémiée et on y observe une petite excroissance polypiforme.

La marche insidieuse de la maladie ne nous a pas permis de poser un diagnostic certain. D'après mon premier examen du 18 décembre, et dans les jours qui suivirent, je crus avoir affaire à une recrudescence tuberculeuse aiguë survenue à la suite d'un refroidissement, auquel la malade aurait été exposée dans les salles de bain, fort mal disposées du reste. Plus tard, le 28, je crus à une complication d'une affection inflammatoire des méninges cérébrales, peut-être de nature tuberculeuse, opinion qui gagna encore en vraisemblance par la marche ultérieure de la maladie. Cette affection cérébrale si subitement arrivée, cette surdité permanente, ces vomissements, cette rétention d'urine et cette stupeur, étaient donc des phénomènes remarquables. L'autopsie vint cependant démontrer que nous avions eu affaire à une fièvre typhoïde. Mais abstraction faite de cette dernière affection, il faut tenir compte de certaines altérations des organes génitaux et de la syphilis.

Les organes génitaux offrent les traces d'une périmétrite chronique; nous avons trouvé, en effet, de
nombreuses villosités sur la séreuse de l'utérus et de
fortes brides par lesquelles la matrice renversée était
fixée à la paroi postérieure du bassin. Ajoutons à cela
les villosités de même nature de la séreuse de l'intestin
et les adhérences du foie, nous aurons une image de
cette singulière péritonite partielle que j'ai décrite dans
le temps (1) comme point de départ de la colique des
prostituées (*colica scortorum*). De plus, on trouve,
outre une ancienne cicatrice de la muqueuse du col de
l'utérus, une métrite chronique catarrhale compliquée
de formation de polypes et une leucorrhée récente,
probablement liée à la fièvre typhoïde.

Quant à la syphilis, nous avons su que trois ans et
demi avant la mort de la malade, elle avait eu une affection traitée par le mercure, et dont elle avait été
guérie. La nature syphilitique de cette affection ne peut
être douteuse, puisque dans l'observation on désigne
l'ulcération des lèvres sous le nom de condylôme plat (2).
On ne trouve rien de précis sur la nature des bubons
dans cette observation. En revanche, l'autopsie a démontré que la cicatrice du col de l'utérus ne provenait
pas de l'érosion de la portion vaginale du col mentionnée plus haut; qu'elle se rapportait plutôt à un chancre
larvé, point de départ des autres accidents. On ignore
si la malade a été affectée d'accidents secondaires, et

(1) *Archiv für pathol. Anatomie*, vol. V, p. 342.

(2) En Allemagne, on désigne communément la plaque muqueuse
sous le nom de condylôme plat (*condyloma latum*).

l'on ne peut admettre d'après la profession de cette personne et d'après les mesures sanitaires de la police de
Berlin, que la malade ait été infectée de nouveau, ou
qu'elle ait bien pu subir d'autres traitements dans l'intervalle. Le seul symptôme qui pourrait passer pour
un accident secondaire, serait l'exanthème papuleux dont la malade était affectée lors de sa dernière
entrée à l'hôpital (1).

Ainsi l'affection des os du crâne dont les symptômes
n'ont pas été appréciables, à ce qu'il paraît, s'est
trouvée à la période tertiaire, sans signe bien marqué
de cachexie, et sans que des accidents secondaires bien
définis l'aient précédée.

L'aspect de l'altération osseuse me fait croire qu'elle
n'était pas récente, car dans ce cas nous aurions dû
encore trouver des gommes, et la présence des bords
vasculaires et poreux me fait admettre que son évolution
morbide n'était pas encore achevée. Il faut donc que
nous restions dans le doute sur la période à laquelle se
trouvait l'affection; on ne sait pas non plus si elle re-
monte à la période des accidents secondaires. Nous
avons besoin, pour élucider ce point, de posséder de
nouvelles observations, qui ne peuvent nous manquer,

(1) Je ne saurais dire si l'étrange nodosité que j'ai trouvée à la paroi
de l'artère pulmonaire était ou non un condylôme; je ne tiens pas
compte non plus de la petite exostose du *foramen magnum*; j'ai trouvé
pourtant en ce point, chez une autre femme syphilitique, une saillie
mamelonnée contenant des aréoles vasculaires à larges cavernes; la
duré-mère qui recouvrait cette tumeur était transparente et d'un jaune
verdâtre.

maintenant que nous avons attiré l'attention sur ce fait.

Pourtant, avant de passer à une autre question, il convient de dire encore quelques mots de l'étiologie de la localisation. Cela est d'autant plus nécessaire, que quelques médecins se contentent de considérer les affections locales comme découlant naturellement de la dyscrasie générale, tandis que d'autres nient leur nature spécifique, et les disent de nature traumatique, rhumatismale ou autre.

En y regardant de près, les deux partis sont dans le vrai. En effet, la dyscrasie ne se localise pas sans une cause locale, qui peut être traumatique, rhumatismale, ou toute autre, et qui n'a aucun rapport, même éloigné, avec la dyscrasie. Évidemment, les choses peuvent se passer autrement, et l'on pourrait admettre que le virus spécifique, à la suite de certaines attractions particulières, est absorbé en quantité plus considérable par certains organes. Comment les choses se passent-elles dans la syphilis? Voilà une question de la plus haute importance, dont l'explication nous donnera la clef d'une foule d'autres observations.

Il me semble que le choix des endroits où doit siéger le mal dépend essentiellement des perturbations tout à fait fortuites, dont les organes sont frappés à l'époque de l'infection syphilitique.

Duverney déjà (1) attribue la plus grande fréquence des exostoses au crâne, au tibia et à la clavicule, à

(1) *Loc. cit.*, p. 477-479.

cette circonstance que ces os sont plus que les autres exposés à l'action de l'air, aux contusions et aux traumatismes divers.

Cette explication est sans doute préférable à celle de Bertrandi (1); d'après cet auteur, les exostoses apparaissent ordinairement sur les os qui ne sont pas recouverts de muscles, la compression musculaire empêchant le développement de la tumeur. La production d'exostoses internes démontre que la compression n'a aucune action sur le développement de la tumeur, mais tous les os qui ne sont pas recouverts de muscles sont plus directement exposés au traumatisme extérieur, et sont surtout exposés au refroidissement.

Ricord (2) a établi d'une manière incontestable le rapport entre les douleurs ostéocopes et l'augmentation de température ; les gens qui passent l'été à la campagne et l'hiver à Paris ont des douleurs ostéocopes nocturnes pendant l'été, et diurnes pendant l'hiver, parce que, dans ces deux saisons, ils se couchent à des heures différentes.

Nélaton ajoute (3) que les malades affectés de douleurs ostéocopes peuvent, en voyage, en être entièrement débarrassés, pourvu qu'ils ne se couchent pas dans un lit pendant plusieurs nuits.

Il reste maintenant à mentionner encore les lésions des os consécutives à la carie et à la nécrose syphilitiques vraies ; ces lésions sont les cicatrices osseuses syphilitiques. Je trouve ici certains caractères particu-

(1) *Op. cit.*, p. 285.
(2) *Gazette des hôpitaux*, janv. 1846, n° 1.
(3) *Canstatt's Jahresb.* pour l'année 1853, t. IV, p. 387.

liers qui se montrent rarement d'une manière aussi constante dans les autres formes de carie et de nécrose, et qui, en quelque sorte, représentent en grand ce que nous avons appris à connaître en petit dans l'atrophie inflammatoire. *La cicatrice syphilitique des os se distingue par un manque de production (productivité) au centre, et par un excès de production à la périphérie.* Si l'os a été entièrement détruit dans un point, comme cela s'observe aux os du crâne, à la cloison des fosses nasales, au palais, en général il ne se reforme en ce point aucun tissu régénérateur, ou du moins aucune production osseuse. Cela n'est nulle part aussi marqué qu'au crâne, où pourtant les perforations osseuses sont limitées en dedans par un organe susceptible d'ossification, la dure-mère. On sait assurément que d'autres pertes de substance, celles qui résultent de la trépanation par exemple, ne s'oblitèrent pas complétement par régénération osseuse; le trou se rétrécit par des productions venues peu à peu de ses bords. Dans la nécrose syphilitique, il est exceptionnel de voir se former quelque chose d'analogue dans le point perforé; la dure-mère s'épaissit dès le début, et lorsque le fragment nécrosé a été éliminé, il se produit une cicatrice dont le bord est formé par la réunion de la peau, des parties molles qui recouvrent le crâne, des os et de la dure-mère; vers le centre, on trouve une masse calleuse, unie, blanchâtre, peu vasculaire et très compacte, qui s'épaissit et se rétrécit de plus en plus; la voussure naturelle du crâne finit par disparaître en ce point; une dépression de toute la surface cicatricielle (obs. IX) la

remplace. Le même phénomène a lieu dans une circonstance semblable, dans les cicatrices syphilitiques
tertiaires des parties molles, où la rétraction est un des
accidents consécutifs les plus importants. Les cicatrices
des brûlures ont presque seules ce caractère exceptionnel de manque de reproduction, de destruction persistante et ressemblent sous tous les rapports, de la manière la plus complète, aux cicatrices syphilitiques.

Les parties osseuses périphériques qui persistent
encore subissent des phénomènes tout autres; elles
sont affectées de sclérose liée assez fréquemment à une
hyperostose assez considérable (1). Les cavités médullaires se remplissent de plus en plus de substance osseuse; l'os devient dur, épais, lourd, puis tout à fait
éburné, et à sa surface s'élèvent des saillies lisses, unies
ou mamelonnées; mais il y a cela de très particulier ici
que ces productions nouvelles se forment lentement et
en petite quantité, et que les dépôts périostiques ne
sont plus ces masses poreuses, volumineuses, semblables à de la pierre-ponce, qui se produisent en si grande
abondance dans les nécroses mercurielles ou phospho-
riques des os maxillaires, et qui se rencontrent aussi,
quoiqu'en plus faible quantité, dans toutes les autres
nécroses. Ce point me semble être d'une grande valeur
dans la comparaison des affections syphilitiques et
mercurielles, surtout si l'on réfléchit que dans la syphilis constitutionnelle il se forme aussi autour des
cicatrices des parties molles des hypertrophies et des

____

(1) Voy. Rokitansky, *Anat. pathol.* Vienne, 1856, II, p. 156.

hyperplasies, semblables à celles que l'on observe dans la sclérose et dans l'hyperostose. Gosselin (1) a parfaitement reconnu l'importance de l'aspect que ces lésions de voisinage impriment aux accidents syphilitiques consécutifs.

Si la nécrose n'attaque pas la totalité de l'épaisseur d'un os, il se forme à la surface de l'os, après la séparation et l'élimination du séquestre, une dépression, tantôt irrégulière, tantôt ayant la forme d'un godet. On n'y trouve ultérieurement qu'une faible quantité de tissu cicatriciel de nouvelle formation ; la perte de substance est à peine comblée par les tissus régénérateurs. Le travail de reproduction se manifeste par l'amincissement et l'aplatissement successif des bords ; ces derniers, taillés à pic au début, s'encroûtent d'une légère couche osseuse ; ils deviennent inclinés, obliques ; de nombreux canaux et sillons les parcourent. Les parties osseuses environnantes présentent régulièrement de la sclérose et de l'hyperostose. Ces altérations ressemblent donc quelquefois, à s'y méprendre, à celles qui résultent de l'atrophie inflammatoire, sans suppuration ni nécrose ; il faut, pour ne pas les confondre entre elles, bien connaître les circonstances antérieures et bien examiner l'état des parties molles environnantes.

Enfin, quand il y a des altérations persistantes, comme dans l'ozène syphilitique, les bords osseux deviennent lisses, et subissent la sclérose et l'hyper-

____

(1) *Arch. gén.*, 1854, 5e sér., t. IV, p. 684.

ostose; les perforations de la voûte palatine ont des bords tranchants, lisses et durs; un tissu cicatriciel, épais, blanchâtre et peu abondant les recouvre. Le nez affaissé est soutenu par des os épais, souvent éburnés, paraissant comme polis à leur extrémité inférieure; assez fréquemment il se forme une gouttière profonde sur le dos du nez. Au lieu de former un toit, les os propres du nez convergent en sens inverse, forment un sillon profond qui remplace l'arête saillante normale. La surface de ces os est parcourue par de nombreux sillons vasculaires affectant une forme radiée. Cette tendance à la sclérose et à l'hyperostose ne reste pas limitée à l'endroit affecté primitivement, elle s'étend au loin à la périphérie, jusqu'aux os de la base du crâne par exemple.

En novembre 1856, j'ai observé un cas semblable très remarquable, chez une personne de soixante-six ans, parvenue au dernier degré de marasme; elle avait, en outre, des cicatrices du foie, et le sphénoïde était complétement sclérosé. Ce cas a été minutieusement décrit par O. Heyfelder (1).

Nous pouvons, après les considérations précédentes sur la syphilis des os, si nombreuses du reste que soient ses diverses formes, diviser en deux grands groupes les altérations qu'elle cause: le premier groupe contiendra les productions inflammatoires simples; le second, les productions spécifiques.

La sclérose et l'hyperostose, les exostoses et les no-

____

(1) *Archiv für pathol. Anatomie*, vol. XI, p 514.

dus, les caries, correspondent à des états inflammatoires connus des os, tandis que les tumeurs gommeuses du périoste, du tissu médullaire et du tissu osseux lui-même, l'atrophie inflammatoire qui en dépend (carie sèche), et la nécrose des os ne peuvent trouver leur place parmi les précédents.

La peau, dont les altérations syphilitiques sont aussi fréquentes que variées, peut mieux que toute autre partie se prêter à la comparaison. On peut de même diviser les altérations syphilitiques de la peau en deux grands groupes. Nous y rencontrons, en effet, la tumeur spécifique à côté des irritations et inflammations simples, des macules et des papules, des pustules et des foyers purulents, des nodosités et des plaques muqueuses. En admettant que les syphilides simplement irritatives et inflammatoires appartiennent aux symptômes secondaires, on est en droit de se demander si les lésions osseuses simplement irritatives et inflammatoires ne sont pas des altérations secondaires; et si l'on sépare franchement plusieurs affections spécifiques de la peau comme appartenant aux syphilides tertiaires, il paraîtra alors contradictoire de réunir dans un seul et même groupe d'accidents tertiaires, des lésions osseuses, les unes spécifiques, les autres non spécifiques. On peut, à la vérité, objecter que jusqu'ici l'anatomie des syphilides est encore bien incomplète, que nous ne pouvons, par exemple, établir d'une façon satisfaisante la différence histologique entre un condylôme plat (plaque muqueuse) et un condylôme pointu : mais il est toutefois hors de doute que les diverses formes de syphilis des os répondent aux formes de syphilis cutanée aussi complétement que peuvent le permettre les différences de structure de ces parties.

Il importe à ma description d'attirer l'attention sur une altération de la peau ayant beaucoup d'analogie avec l'atrophie inflammatoire des os (carie sèche) que j'ai décrite précédemment ; c'est l'atrophie cicatricielle de la peau, qui se produit quelquefois après le lupus non exedens, et les tubercules de la peau. Cette affection occasionne ordinairement des taches déprimées, blanchâtres, luisantes, dont l'apparition est précédée d'une desquamation épidermoïdale exagérée ; elles sont quelquefois recouvertes de croûtes, mais jamais elles ne succèdent à l'ulcération. Ricord pense évidemment à cette forme, lorsqu'il dit : « Ces tubercules sont susceptibles de résolution franche ou d'une sorte de résorption rapide, sous l'influence de laquelle ils se ramollissent, se flétrissent et, sans s'ulcérer, finissent par se transformer sur la peau en une espèce de croûte en quelque sorte cornée, qui, en tombant, laisse une tache le plus souvent déprimée (1). » A la vérité une atrophie cicatricielle se montre après le lupus érythémateux non syphilitique, lésion décrite par Erasmus Wilson (2), sous le nom de vitiligo; mais elle s'en distingue par la forme tuberculeuse déjà décrite de l'affection syphilitique antérieure. Quant aux formes mercurielles, il est impossible de ne pas les distinguer.

(1) *Traité*, p. 646.
(2) *Maladies de la peau*, trad. de Schroeder. Leipsick, 1850, p. 403.

Je suis cependant forcé d'avouer que les tubercules syphilitiques de la peau et du tissu sous-cutané n'ont pas toujours une texture identique avec les tumeurs gommeuses des os, et que de nouvelles recherches doivent être faites pour voir jusqu'à quel point la comparaison peut être établie.

Dittrich (1) seul a donné une bonne description anatomique du tubercule dur et gommeux, siégeant dans le tissu sous-cutané des régions mammaires et scapulaires. Il décrit ces tumeurs comme des masses arrondies et irrégulières, rameuses, dont la grosseur varierait depuis celle d'une noix jusqu'à celle d'un œuf de poule, d'un jaune gris et fauve, inorganisées, molles et granuleuses vers le centre, épaisses et résistantes à la périphérie ; ces masses seraient enkystées dans un tissu calleux très épais, fibreux, blanchâtre. Dans la même observation se trouve une tumeur tout à fait analogue, de la grosseur d'un œuf de pigeon, dans la fosse ptérygo-palatine, et une infiltration avec ulcération de la muqueuse du larynx. Je n'ai vu la tumeur gommeuse dure que dans le tissu conjonctif lâche qui entoure le vas deferens (obs. VII). Je ne l'ai, au contraire, jamais rencontrée à la peau, et Ricord (2) a défini la forme ordinaire comme une sorte de furoncle chronique du tissu sous-cutané ou sous-muqueux.

M. le docteur Deetz, ancien médecin supérieur de la Charité, a eu la bonté de me remettre deux fois des tu-

(1) *Prager Viertelj.*, 1850, II, p. 49.
(2) *Traité*, p. 660.

bercules de la peau, ainsi que des tubercules profonds du tissu sous-cutané, enlevés sur le vivant.

Les premiers tubercules avaient la plus grande analogie avec la texture du tissu de granulations jeunes (1). On pouvait reconnaître, sous l'épiderme intact, dans le tissu conjonctif de la peau, l'accroissement progressif et la prolifération des cellules du tissu conjonctif, en même temps que la raréfaction et le ramollissement de la substance intermédiaire, ce qui finissait par produire une masse presque médullaire, vascularisée, très riche en cellules arrondies, ayant presque toutes un seul noyau.

Les tubercules profonds étaient ramollis à leur centre; on y trouvait une masse muqueuse, filante, dans laquelle le microscope faisait découvrir beaucoup de détritus et un grand nombre de cellules arrondies et relativement petites, ayant déjà subi une métamorphose graisseuse incomplète. A la circonférence se trouvait un tissu granuleux très riche en cellules.

Cette évolution se rapproche et ressemble beaucoup à celle que l'on remarque dans les ulcérations ordinaires et les abcès, et s'en distingue seulement en ce qu'il ne se forme pas de pus crémeux, de bonne nature, mais une matière muqueuse, visqueuse, se décomposant rapidement. Autant que je puis en juger, ces lésions se rapprochent tout à fait des tubercules profonds de la syphilis congénitale, décrits minutieusement par Rinecker (2).

(1) *Cellular Pathol.*, p. 374-401.
(2) *Würzb. Verhandl.*, I, p. 117.

J'ai rapporté moi-même un cas semblable dans mes *Ges. Abhand.*, p. 295, et je veux retracer ici brièvement le résultat d'un autre examen que je fis, le 13 mars 1845, chez un enfant de quatre semaines très amaigri.

Cet enfant eut d'abord un panaris, puis des tubercules nombreux ulcérés, couvrant tout le corps, mais siégeant principalement aux extrémités supérieures ; cette suppuration attaquait la peau et le tissu sous-cutané. A en juger par l'aspect extérieur, c'étaient des tubercules rougeâtres ou jaunâtres, à sommet un peu déprimé, et recouverts dans les points suppurés par des croûtes d'un brun rouge ou jaunâtre.

Ils étaient formés par une couche périphérique dense, contenant dans son intérieur un pus très épais, visqueux et jaunâtre, se concrétant rapidement à l'air, et qui, traité par l'acide acétique, donnait un précipité fibrillaire abondant, dont la substance fondamentale, muqueuse et visqueuse, renfermait beaucoup de détritus granuleux et quelques cellules puriformes arrondies. De chaque petit tubercule partait un cordon lymphatique, relativement volumineux, et au bras gauche, où cette disposition était très marquée, tous les cordons aboutissaient aux ganglions axillaires tuméfiés et d'un rouge bleuâtre.

A Wurzbourg, où la syphilis congénitale est extrêmement fréquente, j'ai souvent rencontré cette disposition chez des malades porteurs de condylômes (tubercules muqueux) à l'anus, aux parties génitales, à la bouche ; de sorte qu'il était difficile de savoir si c'était des accidents secondaires ou tertiaires, ou bien si, d'après la classification de Ricord, on devait les considérer comme formes de transition, comme une sorte de liaison entre les accidents tertiaires et les accidents secondaires tardifs. J'insiste sur ce point pour faire voir combien sont arbitraires, dans les accidents de la syphilis congénitale, les distinctions que l'on a établies entre les formes secondaires et tertiaires, ce que démontre parfaitement l'apparition simultanée du pemphigus et de l'hépatite syphilitiques. En effet, les accidents secondaires ne diffèrent, dans ce cas, des accidents tertiaires ni par l'époque de leur apparition, ni par des caractères anatomiques tranchés.

CHAPITRE IV.

ALTÉRATIONS SYPHILITIQUES DES TESTICULES.— PÉRIORCHITE — ORCHITE GOMMEUSE. — TUMEUR GOMMEUSE. — SON ÉVOLUTION.

Si nous arrivons maintenant à l'examen des *testicules*, nous voyons que la description anatomique se simplifie extraordinairement, tandis que la description clinique est très confuse, puisque le sarcocèle syphilitique est rangé parmi les symptômes secondaires.

J'admets aussi pour le testicule deux séries d'évolutions pathologiques : l'une, purement inflammatoire, est représentée par l'orchite ou la périorchite, qui se présentent quelquefois simultanément; l'autre comprend les formes gommeuses spécifiques.

Pour la première fois, j'ai pu étudier ces dernières

chez des syphilitiques qui moururent du choléra pendant l'épidémie de 1848. Je les ai rencontrées quelquefois depuis, en examinant des testicules extirpés sur le vivant. Quant aux formes simplement inflammatoires, elles ne sont pas rares. L'observation VII est un bon exemple des deux formes.

La périorchite (orchite séreuse, vaginalite, albuginite) peut débuter ou se terminer par une hydrocèle, mais d'ordinaire elle détermine promptement l'épaississement de la tunique albuginée et de la tunique vaginale propre, des adhérences ou des synéchies complètes de cette tunique.

Les inflammations parenchymateuses peuvent amener de ces épaississements partiels, presque cartilagineux, analogues à ceux qu'on observe sur les enveloppes séreuses de la rate ou des ovaires, ou même des productions calcaires; mais, dans tous les cas, elles ne produisent que du simple tissu conjonctif (tissu cellulaire), formant les synéchies et les adhérences. Il en est de même pour l'orchite, qui se termine presque toujours par induration.

L'orchite débute par une inflammation interstitielle; la partie libre du testicule est attaquée la première, la tunique albuginée s'épaissit, l'inflammation s'étend le long des canalicules séminifères, formant des cordons radiés; elle arrive au réseau testiculaire qu'elle respecte et ne dépasse pas, dans le plus grand nombre des cas simples.

La couche extérieure du testicule n'est pas toujours affectée tout entière, l'inflammation n'envahit que certains cônes plus ou moins étendus, et s'attaque surtout aux segments moyens du testicule.

Dans le commencement, il se fait entre les canalicules séminifères, restés intacts depuis le début de l'affection, et dans le tissu interstitiel, un véritable travail de prolifération. L'hyperémie est peu intense : on voit

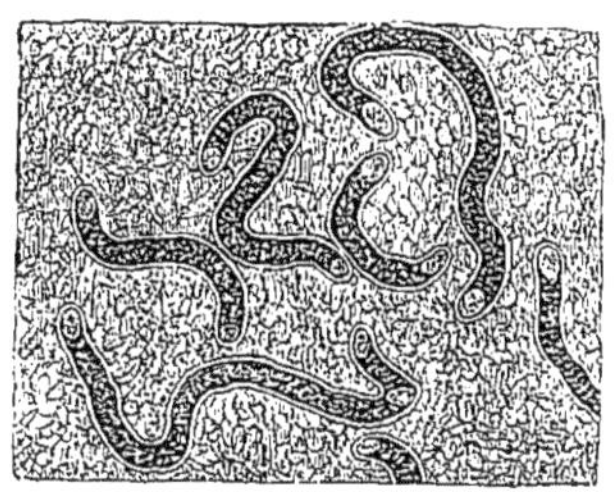

FIGURE 4 (*).

le tissu interstitiel se transformer en masse molle, rougeâtre, que le microscope fait reconnaître pour un tissu conjonctif très riche en noyaux; cette masse s'épaissit ensuite, elle prend l'aspect tendineux ; sa coloration est blanc-bleuâtre ; elle s'interpose entre les canalicules séminifères et les éloigne les uns des autres ; les parois des canalicules s'épaississent et finissent par se confondre avec le tissu interstitiel ; l'épithélium des canalicules, dans lequel s'est développé un pigment brun noirâtre, finit par se détruire en subissant la métamorphose graisseuse (fig. 4). Enfin les canalicules s'atro-

(*) Coupe d'un testicule atteint d'induration syphilitique simple. Grossissement, 24 diamètres.

On voit les conduits séminifères repliés sur eux-mêmes ; leur épithélium est pigmenté et subit la métamorphose graisseuse ; leurs parois sont épaissies ; entre les canalicules se trouve le dépôt de nouvelle formation, très épaissi et fibreux.

phient complétement, et, vers la fin de l'affection, on n'aperçoit plus dans la partie affectée qu'un cône d'un aspect assez homogène et comme tendineux. Le testicule se rapetisse suivant la direction de ce segment.

Quand l'induration est très étendue, la périphérie du testicule diminue tout entière de volume ; quand l'induration est plus limitée, lorsqu'elle est lobulaire, on voit à la surface une sorte de dépression, ressemblant à une cicatrice, au-dessus de laquelle la tunique albuginée s'épaissit ; on la trouve même quelquefois réunie avec la tunique vaginale, par des brides fibreuses ayant l'aspect de ligaments. L'épididyme est presque toujours intact.

Dans le sarcocèle vrai, dans l'orchite gommeuse, on trouve des produits bien plus caractéristiques. Il n'est pas rare toutefois de rencontrer ici toutes les altérations du testicule et de la tunique vaginale que nous venons de décrire plus haut ; mais à ces altérations vient toujours se joindre un élément qui n'existait pas dans le premier cas, c'est la tumeur spécifique. Au milieu de ces parties indurées semi-tendineuses de la substance testiculaire ou de la tunique albuginée, on voit apparaître une ou plusieurs tumeurs plus dures que le tissu qui les entoure. Tantôt elles restent isolées, tantôt elles se réunissent les unes avec les autres. Leur volume varie depuis le grain de chènevis jusqu'à la dimension d'une cerise ; elles sont arrondies, mamelonnées, quelquefois anguleuses, homogènes, sèches, dures ; elles sont d'ordinaire colorées en jaune. Ces tumeurs ressemblent beaucoup au tubercule jaune, qui en diffère du reste par la présence de petits tubercules grisâtres, miliaires. Ces derniers précèdent et accompagnent toujours, je le crois au moins, le tubercule vrai du testicule.

Dans l'orchite gommeuse, on trouve, surtout dans les cas où la maladie n'est pas trop avancée, une aréole rougeâtre traversée par des vaisseaux visibles à l'œil nu, formée par un tissu mollasse, moins dense que la gomme qu'elle entoure, et finissant par se confondre peu à peu avec le tissu induré, au milieu duquel la gomme s'est développée.

Dans les cas où la maladie est plus avancée, on voit le tissu induré entourer toute la substance de la gomme et lui former une espèce de capsule, qui ne peut en être séparée qu'artificiellement.

L'examen microscopique y démontre, dans les cas récents, abstraction faite du tissu calleux, trois zones différentes. A l'extérieur, se trouve un tissu conjonctif très vasculaire, et ayant, pour cette cause, un aspect rougeâtre; ce tissu est rempli de jeunes éléments cellulaires, et a subi évidemment cette évolution pathologique de granulation, que j'ai désignée sous le nom de prolifération. En dedans se trouve une deuxième couche plus étroite, et qui est rarement visible à l'œil nu; cette couche subit la métamorphose graisseuse; les jeunes cellules de la couche précédente augmentent de volume; elles se transforment en globules granuleux graisseux, qui, serrés les uns près des autres, entourent la périphérie du noyau jaune. La troisième zone (le centre) est formée enfin par le noyau jaune lui-même; ce produit pathologique ressemble à la masse jaunâtre qu'on trouve dans la gomme du périoste; c'est un tissu feutré, épais, dans lequel se distinguent quelques fascicules fibreux peu marqués, et qui est composé d'amas de cellules subissant la métamorphose graisseuse.

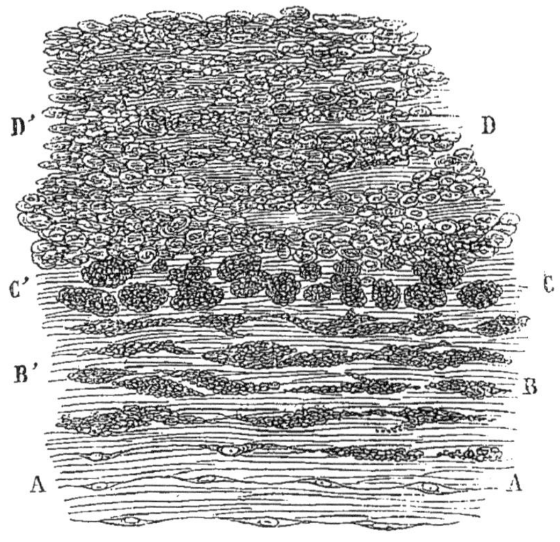

FIGURE 5 (*).

On y voit des granules graisseux, formant çà et là des amas arrondis; dans quelques points on remarque encore cette disposition de la graisse en granules graisseux; mais presque partout ces granules (débris des

(*) Coupe latérale d'une tumeur gommeuse de la tunique albuginée. Grossissement, 300 diamètres.

A Tissu conjonctif sclérotisé de la couche enveloppante, avec des fibres-cellules (corpuscules du tissu conjonctif) disposées en rangées parallèles.

B Métamorphose graisseuse et augmentation de volume de ces cellules.

C Leur transformation en globules granuleux, autour de la couche caséeuse; cette dernière est formée par des amas de petites cellules fusiformes ou rondes; ces amas s'élargissent, s'anastomosent; dans les intervalles qui existent entre eux, on voit un tissu fibreux peu abondant.

cellules ayant subi la métamorphose graisseuse) sont décomposés et désagrégés. Quand la maladie est plus avancée, la couche de granulation manque; elle est remplacée par une masse de tissu conjonctif sclérotisé, ayant l'aspect du fibro-cartilage ou de la cornée, possédant des cellules fusiformes, qui sont séparées les unes des autres par des couches épaisses d'une substance fondamentale finement striée.

Dans les parties périphériques de la tumeur gommeuse, on voit les cellules augmenter de volume, s'allonger et subir la métamorphose graisseuse, tout à fait comme dans les productions athéromateuses de la sclérose artérielle (1). Tout autour de la matière jaune se trouvent de grandes cellules granuleuses, fortement serrées les unes contre les autres, des agglomérations de granules, et j'ai vu de plus dans un cas des cristaux de cholestérine. Enfin, à l'intérieur, on rencontre une immense quantité de petites cellules très serrées les unes contre les autres, ayant plus ou moins subi la métamorphose graisseuse, et formant des traînées souvent assez larges qui s'anastomosent entre elles (fig. 5).

Sans aucun doute, nous avons devant nous un exemple de transformation graisseuse d'un tissu organisé, et évidemment c'est la couche proliférante du tissu conjonctif qui subit cette métamorphose. Mon opinion est donc contraire à celle de Billroth (2), qui voit dans cette

---

(1) *Cellular Pathologie*, p. 323, fig. 118.
(2) *Beitraege zur pathologischen Histologie*. Berlin, 1858, p. 63.

évolution pathologique une *exsudation interstitielle couenneuse, une affection croupale chronique*, et qui trouve dans
l'altération sus-mentionnée une analogie avec les exsudations croupales et diphthéritiques, c'est-à-dire avec
les affections couenneuses. Ces dernières accompagne-
raient si souvent les ulcérations syphilitiques primitives
et secondaires, qu'elles pourraient, d'après Billroth, se
rencontrer aussi avec les accidents tertiaires. Cependant les exsudations croupales ne se montrent pas gé-
néralement dans la syphilis simple ; la diphthérite est un
cas tout à fait particulier, qui, à ma connaissance, n'a
été constaté dans le cours des affections syphilitiques
que sur des surfaces ulcérées ; des tubercules diphthéritiques, qui ont le pouvoir de persister pendant des
mois et peut-être des années, et restent comme masses
solides dans le corps humain, ne concordent pas avec
les particularités bien connues de la syphilis. Tous ces
faits nous aident à combattre l'opinion de Billroth, qui
oublie la nature essentiellement gangréneuse de la diphthérite. Ricord a tout à fait raison lorsqu'il décrit cette
affection comme plastique ; aussi les figures qu'il donne
dans son *Iconographie* (pl. **XXXIX**) montrent-elles parfaitement l'induration simple, aussi bien que la production gommeuse.

Si nous nous demandons maintenant à quelle série
d'accidents constitutionnels appartiennent ces affections du testicule, l'indication clinique nous fait alors
entièrement défaut. Il était certainement très com-
mode de ranger l'induration simple et l'atrophie cicatricielle parmi les accidents secondaires, et les tu-

meurs gommeuses parmi les accidents tertiaires; mais les deux lésions se montrent souvent à la même époque, et souvent simultanément; un testicule est induré, tandis que l'autre présente l'altération gommeuse. Aussi faut-il de nouvelles observations cliniques. Il faut savoir si les tubercules gommeux ne se développent pas peu à peu au milieu de l'induration simple; s'ils ne sont pas produits par une affection récurrente (récidive) du tissu cicatriciel, si leur mode de production n'est pas analogue à la formation du tubercule kéloïde de quelques cicatrices syphilitiques de la peau.

CHAPITRE V.

ALTÉRATIONS SYPHILITIQUES DU FOIE. — PÉRIHÉPATITE. — HÉPATITE. — CICATRICES. — OBSERVATIONS II, III, IV, V, VI. — FORMES GOMMEUSES.

Les affections syphilitiques du foie offrent la plus grande analogie avec celles du testicule. Les auteurs qui ont les premiers décrit la syphilis considéraient cet organe comme le vrai siége de la maladie, et ils ont donné plusieurs observations qui peuvent s'y rapporter. Mais ceux qui, les premiers, ont nettement décrit les véritables altérations du foie produites par la syphilis, sont Dittrich, chez les adultes (1), et Gubler (2), chez les

(1) *Prager Viertelj.*, 1849, I, p. 1, et 1850, II, p. 33.
(2) *Mém. de la Soc. de biologie*, 1852, t. IV, p. 25.

enfants. Les recherches du premier offraient en outre
un intérêt particulier : il rangeait parmi les lésions causées par la syphilis des altérations du foie que l'on avait
prises pour des cancers guéris de cet organe. Toutefois
les descriptions de Dittrich et de Gubler ne concor-
daient pas complétement, et la critique un peu trop
vive de Böhmer (1) contribua à faire voir combien il
était peu constant de trouver l'enkystement des résidus
crus de l'épanchement, signe que Dittrich avait consi-
déré comme caractéristique. Déjà, auparavant, Dufour (2) avait décrit un cas de cirrhose syphilitique,
et les observations de Sigmund (3) font mention de
masses de tissu conjonctif qui avaient quelquefois l'aspect et la résistance du squirrhe, et, dans d'autres
cas, ne différaient en rien du tissu conjonctif normal.
Dans le fait, les productions syphilitiques du foie sont
aussi variées que les produits analogues du testicule ;
tantôt c'est une périhépatite, tantôt une hépatite simple, tantôt enfin une hépatite gommeuse interstitielle ;
ces trois formes existent souvent simultanément, et peuvent se compliquer l'une de l'autre. Ceci peut surtout
s'appliquer à la périhépatite, car jusqu'ici il ne paraît y
avoir aucune observation de laquelle on puisse conclure
que cette lésion, lorsqu'elle est seule, soit produite par
la syphilis constitutionnelle. Il serait toujours facile
de vérifier le fait, puisque chez les nouveau-nés affectés de syphilis héréditaire, on a observé la péritonite

(1) *Zeitschr. f. rat. Medicin*, 1853, nouvelle série, vol. III, p. 88.
(2) *Bulletins de la Soc. anat. de Paris*, 26ᵉ année, 1851, p. 139.
(3) Citées par Bœhmer, p. 94.

simple et chronique (1). Dans quelques cas, je dirai même dans le plus grand nombre des cas, l'hépatite interstitielle est simple; dans quelques cas spéciaux, qui sont rares, l'hépatite affecte la forme gommeuse.

La périhépatite prend souvent la forme d'une éruption miliaire ressemblant à de petites verrues très fines s'étendant sur la surface du foie, et pouvant affecter une forme plus grossière; elle est régulièrement plus abondante aux endroits qui sont le plus fortement attaqués par l'altération intérieure de l'organe. Dans ces points on observe non-seulement l'épaississement dur, calleux de la capsule fibreuse, mais presque toujours des adhérences avec les organes voisins, et surtout avec le diaphragme. Ces adhérences, bien que fréquentes dans d'autres cas, ont, dans la syphilis, un aspect particulier; elles acquièrent une solidité et une épaisseur tout à fait extraordinaires; de sorte que des brides, des espèces de cordons longs et véritablement ligamenteux s'étendent du foie au diaphragme.

Les adhérences réellement spécifiques du foie avec l'estomac et le côlon sont beaucoup plus rares; cela tient à la situation des points enflammés du parenchyme.

Les lésions du parenchyme affectent ordinairement la forme d'une cicatrice; produites par l'irritation circonscrite d'un ou plusieurs points de l'organe, elles provoquent dans ces parties l'atrophie complète du parenchyme glandulaire, laissant complétement intact le reste de l'organe. On trouve en effet (qu'il y ait

____

(1) Simpson, *Obstetrick Memoirs.* Edimb. 1856, II, p. 172.

ou qu'il n'y ait pas tubercules gommeux) des dépressions à la surface du foie, ayant la forme de replis radiés, d'une couleur blanchâtre. A ces dépressions viennent s'insérer des brides ressemblant à de véritables ligaments. A la coupe, ces points présentent, au-dessous de la capsule fibreuse très épaissie, une masse dure, d'un blanc éclatant, très résistante, pénétrant plus ou moins le tissu de l'organe, et s'étendant en rayonnant jusqu'à d'autres points malades, qui sont souvent ainsi réunis les uns aux autres, en nombre variable. On trouve parfois au milieu de la cicatrice les vaisseaux sanguins et les canaux biliaires conservés; la cicatrice est alors moins résistante, elle est moins blanche, elle présente un aspect caverneux particulier. Le plus souvent les vaisseaux et les canaux sont aussi modifiés; dans les premiers, on trouve des thrombus, qui finissent par s'organiser; les seconds sont oblitérés par des concrétions biliaires.

L'ascite et l'ictère peuvent être la conséquence de semblables altérations.

Ici, comme dans l'orchite simple syphilitique, on a affaire à l'induration chronique suivie d'atrophie du tissu glandulaire; ici, encore, nous trouvons une particularité qui tendrait à faire supposer que l'altération a été la suite d'un traumatisme. En effet, la lésion n'attaque, dans quelques cas, qu'un lobe, le droit ou le gauche, et l'atrophie de la partie affectée est si complète, que le foie devient méconnaissable et ressemble à la rate; dans d'autres cas, il se forme au moins une dislocation notable du lobe. D'un autre côté, c'est ordinairement auprès ou autour des ligaments suspenseur, coronaire, triangulaire du foie, c'est-à-dire aux endroits où toutes les secousses imprimées au corps, où toutes les tractions exercées sur l'organe font le plus vivement sentir leur influence; c'est dans ces points, dis-je, que l'on rencontre le plus communément les indurations dont je viens de donner la description. Quand ces cicatrices pénètrent profondément dans la glande et s'unissent les unes avec les autres, elles forment de véritables nœuds qui étranglent l'organe; c'est ce qu'on nomme le foie lobulé, et, dans les altérations syphilitiques, il présente ce caractère particulier que les indurations cicatricielles ne suivent pas nécessairement la direction des grandes ramifications de la veine porte.

Les deux cas suivants peuvent donner une idée de cette altération.

OBSERVATION II. — *Syphilis ayant parcouru tous ses stades. — Atrésie cicatricielle de l'isthme du gosier, destruction partielle de l'épiglotte. — Cicatrices du foie et des reins. — Calculs biliaires. — Thrombus des veines rénales. — Induration de la rate. — Pneumonie récente.*

Une veuve d'un certain embonpoint, d'une trentaine d'années environ, mourut à la Charité, le 9 novembre 1845, affectée d'une dyspnée considérable et d'hydropisie, après avoir souffert depuis assez longtemps d'ulcérations syphilitiques de l'arrière-gorge et du palais. A l'autopsie on trouva une atrésie complète de la partie postérieure de l'isthme du gosier, qui résultait de l'adhérence du voile du palais avec la paroi postérieure de l'arrière-gorge, au moyen d'une masse cicatricielle dure et tendue. Toutes ces parties, ainsi que la racine de la langue et la face supérieure de l'épiglotte, sont tuméfiées, bosselées, et ont un aspect lardacé à la coupe. La pointe de l'épiglotte est détruite, rongée en forme de croissant, mais partout complétement cicatrisée. La muqueuse du larynx et des bronches a une coloration d'un rouge foncé, sans ulcération; peu d'adhérence de l'épithélium, excepté autour des orifices des conduits glandulaires. Les poumons assez dépourvus de sang, modérément pigmentés, fortement rétractés en différents points sous lesquels se trouvent des tubercules anciens, crétacés et caséeux. Hépatisation récente de tout le lobe moyen à droite, ainsi que de la plus grande partie du lobe inférieur et de la base du supérieur; à la coupe, aspect compacte, granulé, d'un rouge sale. A la pression, les bronches laissent abondamment suinter une sécrétion purulente. Cœur et vaisseaux normaux. Peu de sang, bien coagulé, n'offrant point de couenne.

Le foie présente une surface granulaire et l'aspect de la noix muscade : rougeur prononcée des acini, accompagnée d'une abondante infiltration graisseuse autour des ramifications de la veine porte. Tout l'organe est déformé par des cicatrices étendues et rétractées; le lobe gauche surpasse presque le droit en volume. Ces rétractions formaient presque toujours une dépression en forme d'entonnoir, vers laquelle convergeaient des stries blanchâtres; le milieu en était arrondi ou allongé. Sur la périphérie, ainsi que dans le parenchyme, se trouvaient un grand nombre de tout petits granules blancs et perlés. A la coupe, on aperçoit des stries cicatricielles résistantes, dépourvues de vaisseaux et d'un aspect blanchâtre, qui provoquaient la torsion et la traction des gros vaisseaux, surtout de la veine hépatique. La plus grande de ces cicatrices se trouvait à droite et était parallèle au ligament suspenseur; elle partait de la vésicule biliaire et avait tellement atrophié le tissu du foie, que la vésicule était complétement libre et nullement recouverte. Cette dernière était fortement contractée autour de calculs de cholestérine à larges faces, qui étaient accumulés dans une bile épaisse et verdâtre.

Rate de dimensions normales, compacte, résistante, d'un rouge foncé, parsemée de taches pâles et transparentes. Reins augmentés de volume, surface d'un blanc jaunâtre, transparente, présentant çà et là des points rouges et bruns ; à droite, sur le bord convexe, à gauche, sur une plus grande étendue, se voient des dépressions irrégulières et vasculaires, qui offrent à la coupe un tissu homogène, presque lardacé, de couleur jaunâtre et tacheté de points brun-rougeâtre, et qui envahissent encore en grande partie la substance médullaire. Toutes les veines des reins remplies de thromboses volumineuses et consistantes n'adhèrent pas au vaisseau et s'étendant jusque dans les grands troncs. Rien à la vessie.

Utérus assez volumineux, col dur, bosselé, offrant à la coupe un aspect homogène, tendineux et blanc. Beaucoup de cicatrices sur les ovaires et tunique albugineuse très épaissie. Rien à l'estomac ni à l'intestin.

Si je communique le cas suivant, c'est surtout à cause de l'intérêt qu'offrent les symptômes, qui ne sont malheureusement pas suffisamment expliqués par l'autopsie.

OBSERVATION III. — *Accidents nerveux particuliers : coma, hyperesthésie, dysphagie, rétention d'urine, ralentissement du pouls. — Mort. — Hypertrophie aiguë du cerveau. — Pharyngite granuleuse et ulcéreuse. — Tuméfaction des ganglions jugulaires et sous-maxillaires. — Cicatrice du foie.—Périmétrite et périhépatite partielles guéries.—Induration de la rate.*

Augusta Émilie, âgée de vingt-quatre ans, fille publique de la Kœnigsmauer, n° 30, bien faite, d'un certain embonpoint, jouissant antérieurement d'une bonne santé, est transportée, le 15 décembre 1845, à la Charité, après avoir souffert pendant trois jours de malaise. Elle avait vomi des matières bilieuses ; elle se plaignait de douleurs siégeant dans la région de l'estomac et du foie, s'irradiant jusque dans la région hypogastrique. Pendant les deux premiers jours de l'affection, elle avait eu une rétention d'urine qui avait cessé ; son urine était très foncée. A son entrée, frisson prolongé, douleurs dans l'occiput et les tempes, malaise, bouche amère, enduit jaunâtre de la langue, abattement considérable, engourdissement des membres, un peu de toux dont la cause ne peut être révélée par l'auscultation. Elle est régulièrement menstruée; elle a ses règles au moment de son entrée. Nulle trace d'exanthème à la peau. Pouls à 40. (Pulv. aërophorus.)

Elle a passablement dormi la nuit et a eu peu de vomissements, mais vers le matin, persistance des maux d'estomac, céphalalgie, vertiges. La soif est intense, les urines peu copieuses, pas de selle, pouls à 46 (saignée de 320 gram.). Le soir, céphalalgie et douleur dans la cuisse gauche, assoupissement continuel, impossibilité de se tenir debout, soif intense, pouls à 44, ni selle, ni mixtion; cathétérisme.

Dans la nuit du 16 au 17, subdelirium, la malade fait des tentatives pour se lever, mais ne peut se tenir debout. Le matin, douleurs dans l'abdomen, surtout dans la région où se trouvent l'utérus et le cœcum, distension considérable de la vessie, pas de selle, pouls 50, réponses précises. (Émuls. ricinosa c. aq. amygd. amar.)

Le soir, après une selle involontaire, langue brunâtre, sèche et fendillée. Pouls à 40.

La malade est plus tranquille dans la nuit suivante, son sommeil est peu interrompu; le 18 au matin, un peu plus de lucidité dans les idées, la langue est plus humide, douleur dans la nuque, derrière les oreilles et à l'angle de la mâchoire, ainsi que dans la région hypogastrique; rétention d'urine, une selle involontaire, pouls à 48 (saignée de 500 gram., 12 sangsues au front, 12 centig. de calomel). Le soir, trois selles involontaires, pouls à 54 (affusions froides). Peu de sommeil pendant la nuit; la malade est agitée et parle beaucoup; après 3 doses de calomel, cinq selles. Le 19 au matin, poul à 56, dans le courant de la journée, délire à plusieurs reprises, sept selles involontaires et liquides. Une nouvelle affusion froide est suivie d'un peu d'amélioration, pouls à 44 le soir. Dans la nuit, délire continuel; le 20 au matin, la torpeur est augmentée, et s'accompagne d'une dyspnée considérable. Voulant boire un peu d'eau, elle avala de travers et eut un accès de toux violent, pouls à 58. (Inf.

sennæ comp. application de rondelles de drap imbibées d'huile essentielle de moutarde sur la poitrine.) Le soir, pouls à 65, devenant
plus fréquent quand la malade remue ; pas de selle. Pendant la nuit,
délire continuel, toux fréquente ; le 21 au matin une selle, la malade ne peut avaler ; elle a une dyspnée considérable, mais répond avec justesse ; pouls à 70. Le soir, la tête est brûlante,
hyperesthésie de tout le corps, surtout à la nuque ; le moindre attou-
chement provoque de la douleur ; râles, pouls 80, plein. Mort le 22.

Autopsie le 23 décembre. Faible amaigrissement, seins très développés. Crâne normal, vaisseaux du diploé très nombreux et gorgés
de sang des deux côtés le long de la courbure du sinus transverse.
Dure-mère très amincie, au point de laisser apercevoir les circonvolutions cérébrales ; le sinus est plein de sang caillé, légèrement
couenneux ; à la portion postérieure et dans l'intérieur du sinus
longitudinal se trouvent des glandes de Pacchioni très développées.
Le cerveau est si turgescent qu'après l'enlèvement des membranes
on trouve les circonvolutions entièrement aplaties. La surface cérébrale paraît si sèche, si aplatie et si anémique, qu'on peut à peine
supposer l'existence de la pie-mère. Les glandes de Pacchioni sont
à peine augmentées de volume. A la base du crâne se trouve une
petite quantité de sérosité limpide, peu de sérum dans les ventricules ; anémie des plexus choroïdes. La substance cérébrale est
résistante, sans pourtant avoir la résistance du cuir ; elle est sèche,
compacte, complétement anémique, sans la moindre modification
de structure. La moelle allongée et les nerfs qui en partent présentent un aspect normal. Rien dans les muscles et les portions
fibreuses du cou, de même que dans le canal vertébral, dans la
moelle et ses enveloppes. A la hauteur de l'épistrophéus seulement,
la dure-mère est épaissie, et d'un aspect rougeâtre ; les origines
nerveuses sont tout à fait normales.

La muqueuse pharyngienne est tuméfiée et médiocrement hyperémiée ; tous les follicules, même ceux de la base de la langue, sont
saillants. Les amygdales sont augmentées de volume ; dans l'amyg-
dale gauche, se trouve un petit foyer plein de pus épais, à côté on
aperçoit une cavité vide dont les parois sont d'un gris ardoisé. Auprès

des amygdales, à l'isthme du gosier, l'on voit de chaque côté une
ulcération assez étendue, assez profonde, anguleuse, mais dont le
fond est uni, rougeâtre, lardacé, à bords non calleux, non sinueux
et taillés à pic. L'ulcération a de trois quarts à un pouce de long,
et d'un tiers à un demi-pouce de large. L'œsophage et le larynx
ne présentent rien de particulier; il en est de même du poumon et
des bronches; ces dernières sont pourtant un peu infiltrées de sang.
Rien d'anormal dans les vaisseaux de la poitrine et dans le conduit
thoracique. Les ganglions sous-maxillaires au contraire, et les ganglions lymphatiques situés de chaque côté de la jugulaire sont fortement hyperémiés; chaque ganglion a la grosseur d'un haricot; ils
sont tous d'une consistance mollasse, d'un blanc jaunâtre, et donnent
une coupe homogène; ils ne sont pas hyperémiés, et ne présentent
ni tubercules, ni pus. La parotide, les muscles du cou, les autres
parties, le pneumogastrique et le grand sympathique sont normaux.
Le cœur et ses valvules ne présentent rien de particulier; le sang est
peu abondant, légèrement décomposé, d'un aspect foncé, peu
couenneux. Dans l'aorte et les veines abdominales se trouve un sang
fluide d'une coloration foncée, sans couenne appréciable.

Cavité abdominale normale; le foie de dimension ordinaire, est
congestionné, d'une couleur brun foncé, et il est entrecoupé de
stries graisseuses. L'enveloppe péritonéale présente en quelques endroits des cicatrices épaisses; l'on remarque au milieu du lobe gauche
une dépression profonde, allongée en forme de gouttière, qui, au toucher, donne la sensation d'un tendon. La vésicule biliaire est petite et
contient une bile d'un jaune clair, peu épaisse. La rate, de dimension normale, est assez résistante, sa substance est compacte, d'un
rouge pâle, avec quelques points plus foncés. Les vaisseaux spléniques sont remplis de sang fluide et foncé; les reins sont normaux;
les uretères et les bassinets sont hyperémiés, la vessie très dilatée,
à riche vascularisation, mais pourtant sans ecchymose; l'urine est
foncée, contient du mucus et un dépôt de sels calcaires à gros
grains. Le pancréas et l'estomac sont normaux. Dans le duodénum,
infiltration graisseuse très marquée des villosités; dans l'intestin
grêle desquamation épithéliale très abondante et un lombric; dans

l'appendice iléo-cœcal, qui est hyperémié, se trouve une petite quantité de matière fécale.

Le vagin, dont la muqueuse est extrêmement rugueuse, comme épidermoïdale, présente des papilles très proéminentes qui lui donnent l'aspect d'une râpe ; cet aspect se rencontre aussi sur la lèvre postérieure du museau de tanche. L'utérus adhère au rectum par des brides nombreuses qui se trouvent à sa portion inférieure. La trompe gauche adhère aussi à la paroi postérieure de l'utérus. L'utérus très volumineux, a des parois épaisses ; l'orifice externe du col est rempli par un bouchon muqueux assez volumineux ; sa muqueuse, tachetée et rougeâtre, est lisse et ressemble à une membrane séreuse. Les ovaires volumineux présentent de nombreux corps jaunes et blancs, et des follicules gorgés de liquide ; les trompes sont très longues et colorées en rouge ; on y remarque des vésicules à pédicules allongés, qui contiennent un liquide sanguinolent et peu épais.

OBSERVATION IV. — *Syphilis constitutionnelle. — Maladie de Bright. — Dysentérie et pleurésie. — Mort. — Diverses modifications organiques.*

En 1850, décéda à la clinique de Wurzbourg un homme qui, affecté de vérole constitutionnelle, était devenu hydropique et était attaqué de dysentérie et de pleurésie. L'autopsie fit reconnaître un œdème de la pie-mère avec hydrocéphale. Le cerveau et les poumons étaient très anémiques, on trouvait des deux côtés une pleurésie. A droite, elle était fibrineuse ; à gauche, elle était suppurée. L'isthme du gosier était entièrement atrésié, la portion supérieure de l'œsophage était rétrécie par une cicatrice, sa portion inférieure présentait des érosions hémorrhagiques.

Rien dans le larynx et dans la trachée, les bronches étaient dilatées ; il y avait une infiltration pneumonique et un ramollissement. Ganglions lymphatiques et jugulaires tuméfiés, d'un aspect caséeux.

Cicatrice profonde et étendue du foie, présentant, en certains endroits, l'aspect hyperémié. Rate volumineuse, dure, anémique, à follicules peu développés. Les reins sont diminués de volume, la couche corticale présente des rétractions cicatricielles; les papilles sont volumineuses et gorgées de sang.

Altération dysentérique du côlon, les ganglions mésentériques et lombaires présentent une infiltration caséeuse. Cicatrice à la couronne du gland, près du frein. Tuméfaction de l'épididyme, quelques adhérences au testicule gauche.

Voici donc trois observations dans lesquelles l'hépatite cicatricielle simple se montre à côté d'ulcérations pharyngiennes. Dans deux de ces cas, la syphilis avait terminé toute son évolution et avait eu pour conséquence l'atrésie de l'orifice postérieur des fosses nasales, par suite de l'adhérence du voile du palais avec la paroi du pharynx. Dans un de ces cas, nous avons trouvé des ulcérations existant encore après que l'hépatite semblait avoir parcouru tous ses stades morbides; c'était donc probablement deux modifications qui n'appartenaient pas à la même infection. Il serait facile de multiplier ces exemples; mais la fréquence de cas analogues me dispense d'insister sur ce point. Étudions spécialement maintenant la forme gommeuse. Le cas suivant est un exemple des combinaisons pathologiques que l'on rencontre le plus souvent.

OBSERVATION V. — *Présomption de cancer hépatique.* — *Atrophie inflammatoire, hyperostose, sclérose de la voûte crânienne.* — *Gommes et méningite, avec fausses membranes.* — *Pleurésie tuberculeuse.* — *Cicatrices anciennes du poumon.* — *Ascite et péritonite.* — *Hépatite chronique gommeuse.* — *Tumeur splénique indurée, avec cicatrices hémorrhagiques.* — *Atrophie des*

*reins, catarrhe et diverticulum de la vessie. — Tuméfaction des
ganglions.*

Georges Veech, cocher, âgé de quarante-quatre ans, mourut le
20 février 1853 à l'hôpital Saint-Jules, de Wurzbourg. Il avait été
traité à la clinique médicale pour une hydropisie et surtout pour
une ascite. Après la ponction de la cavité abdominale, on attribua
son affection à un cancer du foie.

Voici ce que l'on trouva à l'autopsie : grand amaigrissement,
œdème des extrémités inférieures et des bourses ; le sujet est bien
musclé. Dépressions cicatricielles de la voûte crânienne au niveau
du front et de l'occiput, périoste non altéré, le centre de la dépression présente seulement une coloration rouge plus intense. L'os
frontal du côté gauche présente aussi à sa surface interne de semblables dépressions avec sclérose et épaississement des parties voisines jusqu'à la lame orbitaire ; le point correspondant de la dure-mère
présente un épaississement, sorte de tampon gélatineux, translucide,
très vasculaire à la périphérie, blanchâtre et opaque au centre (métamorphose graisseuse). Hyperostose et sclérose à la face interne du
frontal du côté droit. Le long du sinus longitudinal on observe des
dépressions osseuses assez nombreuses, ressemblant à des cicatrices
de l'os. Des productions ostéophytes aplaties ou verruqueuses,
très vasculaires du reste, entourent ces dépressions. La dure-mère,
au niveau de ces points, est calleuse et transparente dans les parties
les plus excavées de l'os. Au-dessous de chaque bosse pariétale se
trouve une dépression superficielle en forme d'étoile, avec sclérose
de la table interne. La dure-mère, en général très injectée, est recouverte à sa surface interne par une fausse membrane opaque, peu
épaisse, mais très vasculaire, qui ne correspond pas aux altérations
osseuses. La pie-mère présente des glandes de Pacchioni très épaissies, les veines sont dilatées, et l'on y voit des traînées blanchâtres
épaissies. Peu d'hydrocéphalie intérieure ; épaississement de l'épendyme. Le cerveau est un peu sec ; sa consistance est celle du cuir.
Anémie de la substance grise.

Valvules du cœur un peu épaissies ; du reste rien de particulier à mentionner au cœur. Dans le sac pleural gauche, on trouve des dépôts fibrineux sous lesquels la plèvre est infiltrée d'une couche de tubercules miliaires caséeux. Dans les deux poumons, masses cicatricielles anciennes, avec granulations grises à la périphérie. Le long du canal thoracique, près du nerf vague, se trouvent de nombreux ganglions lymphatiques tuméfiés, jaunâtres, atteignant le volume d'une amande, laissant à la pression suinter un liquide séreux, et qui sont entourés d'un tissu cellulaire rouge. Ascite peu abondante, sédiment purulent dans le petit bassin. On trouve béants les orifices de la ponction récente ; ecchymoses, épaississement marbré d'un rouge grisâtre et exsudations récentes, fibrineuses dans le péritoine. Épiploon refoulé en arrière, calleux, épais, rouge, adhérant au foie, à l'estomac et à la vésicule biliaire. Veine porte normale.

Le foie présente des adhérences sur toute sa circonférence, et particulièrement du côté des capsules surrénales ; le lobe droit et l'extrémité supérieure correspondant au ligament suspenseur sont diminués de volume. Le lobe gauche au contraire est plus étendu et plus volumineux. La surface du foie présente une foule de bosselures grandes et petites, et elle est sillonée par des lignes cicatricielles radiées allant du ligament suspenseur à la veine porte. En suivant ces lignes, on voit qu'elles se prolongeaient aussi bien autour de la veine porte qu'autour de la veine hépatique, déterminant le rétrécissement des vaisseaux, l'épaississement de leurs tuniques qui étaient plissées transversalement. Les canaux biliaires étaient de même rétrécis ; ils contenaient, ainsi que la vésicule du fiel, une bile très claire, avec des graviers noirâtres et une masse brune, molle, formée d'épithélium, de pigment et de petits calculs à couches concentriques. Le reste du parenchyme hépatique était lâche et comme ramolli ; on y voyait des points pâles (acini) alternant avec des points rouges (œdème et atrophie). Au bord droit le tissu, rougeâtre et atrophié dans une grande étendue, était parcouru par des lignes épaisses et blanches, se terminant par de petites taches jaunes. On voyait en ce point et à la surface du foie, des tubercules ; les uns avaient le volume d'une cerise, les autres étaient plus petits, d'un blanc jaunâtre, secs, résistants, à angles un peu arrondis. Ils étaient entourés par un tissu cicatriciel blanchâtre, calleux, comme tendineux. La rate, augmentée de volume, avait six pouces et demi de longueur, quatre pouces et demi de largeur, deux pouces d'épaisseur. La capsule présente quelques points épaissis, résistants, couverts d'exsudations ; le tissu splénique est également épaissi, il renferme peu de sang et est comme desséché ; en quelques points il est décoloré et blanchâtre et présente des dépressions cicatricielles, apparemment par suite d'infractus hémorrhagique. Les capsules surrénales sont volumineuses. Le pancréas est petit. Les reins ont une surface chagrinée, leurs capsules se séparent difficilement de leur tissu hyperhémié ; les papilles sont d'un blanc jaunâtre pâle. La vessie contient une urine trouble et jaunâtre ; la muqueuse vésicale est d'un rouge foncé ; la tunique musculaire est le siége d'un épaississement trabéculaire. A la portion postérieure du bas-fond vésical se trouvent trois diverticulums, ayant à peu près un pouce de profondeur, un orifice étroit, laissant pourtant pénétrer le doigt, et contenant dans leur cavité très hyperémiée des calculs d'acide urique. A la partie qui correspond à ces cavités, on remarque dans l'excavation recto-vésicale, des adhérences nombreuses. État catarrhal de l'estomac et des intestins. Les ganglions mésentériques et lombaires sont tuméfiés, œdématiés. Les ganglions épigastriques augmentés notablement de volume sont ardoisés, et présentent de petites taches granuleuses blanchâtres.

Dans cette observation, nous trouvons les tubercules jaunâtres dont nous avons si souvent parlé, existant simultanément avec d'autres altérations. D'abord avec l'atrophie hépatique, désignée sous le nom de foie à aspect de noix muscade ; ensuite avec ces dépressions cicatricielles de l'inflammation interstitielle. Cette dernière produisit ici, comme cela s'observe si souvent dans la cirrhose, l'ascite et la tuméfaction de la rate ; c'est encore à l'inflammation interstitielle qu'il faut rapporter ces inégalités et ces nodosités du foie, sensibles pendant la vie, et qui avaient fait présumer un cancer. Budd (1) a le premier décrit ces tubercules jaunes, sous le nom de tumeurs granuleuses enkystées; il les attribuait à une inflammation des voies biliaires, ayant pour résultat l'oblitération, la dilatation de ces canaux, et, par suite, l'accumulation des produits épaissis de la sécrétion. Mais Budd les confond (2) avec une certaine forme des tubercules vrais du foie, qui, comme je l'ai trouvé, débutent par les parois des conduits biliaires de moyen calibre.

Oppolzer et Bochdalek (3), à Prague, prirent ces tubercules pour des cancers guéris jusqu'au moment où Dittrich, se servant des mêmes préparations anatomiques et des mêmes observations sur lesquelles ces deux professeurs avaient basé leur opinion, démontra la nature syphilitique de ces altérations. On s'est servi depuis de ces observations pour affirmer l'incurabilité du cancer hépatique.

Je ferai remarquer que, dans mon travail sur le cancer (4), j'ai précisé ce point en disant : « On ne peut affirmer que ces tumeurs soient du tubercule ou du cancer; il faut pour cela connaître l'histoire de leur développement. » Ce détail n'a pas eu d'influence sur la description que je donne de la cicatrisation du cancer

(1) *Leberkrankheiten*, p. 371.
(2) *Loc. cit.*, p. 179.
(3) *Prager Vierteljahrsschrift*, 1845, t. II, p. 59.
(4) *Archiv für path. Anatomie*, vol. I, p. 193.

hépatique; je vais même plus loin, ce que j'ai décrit comme métamorphose tuberculeuse (caséeuse) du cancer hépatique est, d'après moi, toute autre chose que le *tubercule* syphilitique (1).

Dittrich pensait que ce dernier était les débris d'une exsudation, débris enkystés à l'état de crudité. D'après lui, la masse cicatricielle était formée par l'organisation de cet exsudat. De cette opinion à celle qui n'accorde aucune qualité particulière ou spécifique à cet exsudat, il n'y a qu'un pas; il est vrai de dire que telle n'était pas la pensée de Dittrich. Cohn (2) pense aussi que le centre de l'exsudation privée de ses vaisseaux sanguins, par suite du dépôt de substance fibroïde autour de l'épanchement, finit par se tuberculiser. Ricord (3), au contraire, compare ces produits à certains tubercules du tissu cellulaire que l'on rencontre fréquemment dans la syphilis tertiaire; il les désigne sous le nom de dégénérescence plastique. H. Meckel (4) les considère comme une dégénérescence fibro-tuberculeuse.

Budd a donné une analyse micrographique très exacte de ces altérations. Comme dans le tubercule, la partie centrale est formée par une substance dense, parsemée de granules graisseux; on peut y distinguer quelques noyaux plus ou moins évidents; il s'y trouve

(1) Voy. mon *Handb. der Spec. Pathol.*, vol. I, p. 351.

(2) *Bericht über die im Jahre* 1852 *et* 1853 *im Hospital zu Allerheiligen verpflegten Kranken.* Breslau, 1854, p. 120.

(3) *Cliniq. iconographique*, pl. XXX, fig. 2-3.

(4) *Charité-Annalen*, vol. IV, p. 287 et 319.

aussi quelques cellules complètes, des globules granuleux et quelques filaments fibreux (1). Il serait inexact de dire que cette substance est enkystée, et qu'elle est enveloppée d'une membrane spéciale, dont on pourrait l'isoler. Il est plus juste de dire que la substance qui forme la capsule, ou mieux le tissu cicatriciel d'enve-

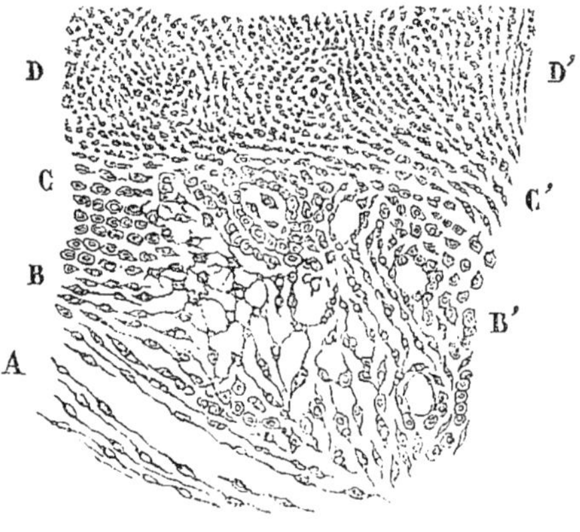

FIGURE 6 (*).

loppe, finit par se confondre peu à peu dans la masse du tubercule ; ce dernier n'est en définitive qu'une partie

(1) Voy. à ce sujet Dittrich, *Prager Viertelj.*, 1849, vol. I, p. 3, et Wilks, *Transact. of the pathol. Soc. of London*, vol. VIII, p. 241.

(*) Coupe d'un tubercule gommeux du foie. Grossissement, 300 diamètres.

A Tissu cicatriciel sclérotisé, avec des fibres-cellules et un vaisseau attaqué.

B B' Jeune prolifération des cellules ; leur division et leur multiplication. Elles sont rondes, ovales ou fusiformes ; entre elles se voient des ouvertures vasculaires.

C C' Prolifération plus avancée, se trouvant sur les limites de la masse caséeuse.

D D' Substance propre du tubercule jaune avec les fines cellules de granules graisseux provenant des jeunes éléments du tissu conjonctif qui ont encore leur disposition primitive.

plus modifiée et plus transformée du tissu cicatriciel. Ce qui se passe ici est analogue à ce qu'on remarque dans les tumeurs gommeuses des autres régions ; la métamorphose graisseuse attaque ici des éléments de petite dimension, et les cellules graisseuses granulées qui en résultent sont d'une nature plus difficile à reconnaître (fig. 6, D, D'). C'est le tissu conjonctif qui contribue en grande partie, par sa prolifération, à former la cicatrice dense, tendineuse, presque analogue à la sclérotique.

Les cellules augmentent dans certains points en nombre et en volume ; elles subissent ensuite une métamorphose graisseuse ; cette graisse n'est pas résorbée, au moins en ce moment, parce que le tissu cicatriciel qui environne ces points ramollis empêche toute circulation. De semblables tubercules peuvent se rencontrer dans le parenchyme non modifié de l'organe, en dehors de tout tissu cicatriciel. On peut s'assurer qu'ils sont produits par des modifications du tissu de nouvelle formation ; on ne peut les confondre qu'avec les acini du foie, qui subissent quelquefois une sorte de sclérose ou une métamorphose graisseuse, que le tissu cicatriciel finit par envahir, par enkyster et par comprimer (1). Nous ferons remarquer que ces acini ainsi modifiés sont plus petits, moins résistants, moins secs que les tumeurs gommeuses subissant la métamorphose caséeuse. Il est facile de les distinguer des véritables tubercules, d'abord par leur volume, ensuite parce qu'ils sont rapprochés des

______

(1) Friedreich, *Archiv für pathol. Anatomie*, vol. XVI, p. 501.

cicatrices fortement atrophiées, au milieu desquelles ils se trouvent quelquefois, enfin par leur sécheresse, par l'aspect uniforme de leur coupe; car il est démontré que le tubercule hépatique se ramollit dès qu'il atteint un certain volume.

Il faut encore insister sur un point : ces tubercules ont-ils quelque chose de spécifique, comme le prétend Dittrich; suffisent-ils pour le diagnostic anatomique de la syphilis hépatique? je suis forcé d'avouer que cette question est très embarrassante à résoudre. Le cas suivant en est une preuve.

OBSERVATION VI. — *Rhumatisme articulaire* (?). — *Maladie de Bright.* — *Ascite.* — *Mort dans le coma, après des symptômes de péritonite.* — *Tuméfaction et ramollissement de la plupart des ganglions lymphatiques et follicules.* — *Leucocytose consécutive.* — *Cyanose affectant spécialement le cerveau.* — *Cicatrices dans le pharynx.*—*Péritonite ancienne et récente.* — *Le contenu de l'estomac et de l'intestin est en pleine fermentation.* — *Cicatrices du foie avec tubercules jaunâtres caséeux et tuméfaction parenchymateuse récente.* — *Tumeur amyloïde de la rate.* — *Néphrite parenchymateuse, dégénérescence amyloïde commençante des glomérules de Malpighi.*

Carl Unfenbach, apprenti serrurier, âgé de dix-huit ans, fut reçu pour la première fois, le 28 avril 1855, à la Charité de Berlin. Dans son enfance il eut la scarlatine; en 1849, la fièvre intermittente. Depuis trois semaines il a des douleurs dans les articulations (pied, talon, main, genou); ses pieds ont été enflés. Il sort guéri le 5 mai, mais rentre à l'hôpital le 13 mai; il avait de la fièvre, des douleurs dans les membres inférieurs, qui sont douloureux tuméfiés jusqu'aux genoux, et qui présentent une rougeur érysipélateuse très tranchée. Il sort de nouveau guéri 7 juin.

Dans l'été de 1856 il y eut d'abord gonflement des extrémités inférieures; cet état cessa à la fin de juin. En même temps il se développe de l'ascite, accompagnée d'une forte dyspnée. Lorsqu'il vint de nouveau à la Charité, le 2 octobre, on trouva la région du genou droit douloureuse, et l'urine claire, jaunâtre, augmentée de densité, très albumineuse, tandis que les organes de la digestion, de la respiration et de la circulation étaient normaux. Par l'emploi de l'acétate de potasse, l'ascite disparut, mais l'urine resta albumineuse, et le malade fut abandonné le 25 octobre, comme incurable.

Il fut traité au dehors pour son ascite; mais, l'année suivante, à la suite d'un refroidissement, il vit reparaître l'œdème des pieds et du scrotum; il rentra quinze jours après, le 23 février 1857, à la Charité. On le trouva affaibli et cachectique, avec ascite et hydrothorax double; les bruits du cœur étaient nets, le foie augmenté de volume. Pouls à 80. Urine en petite quantité. Sommeil bon. On fit usage de bains chauds. Dans la nuit du 3 mars, frisson violent, subit, sueur froide à la partie supérieure du corps, douleurs dans le bas-ventre, diarrhée, pouls à 120; bientôt vomissements, sensation de brûlure dans le ventre, perte de sommeil, lividité et refroidissement des extrémités. Le 4, coma et mort.

Autopsie. — Cyanose très prononcée, veines périphériques extraordinairement dilatées au tronc, aux bras et aux cuisses, et entourées d'une coloration livide; crâne relativement mince et facile à scier, du reste normal et adhérent encore très intimement à la dure-mère; caillot très couenneux, avec dépôts blanchâtres ponctués formés par des corpuscules blancs du sang dans le sinus longitudinal. La surface du cerveau est très affaissée et sèche, un peu de sérosité sous la tente du cervelet. Ventricules presque vides, la substance cérébrale très humide, la substance blanche très hyperémiée, la substance grise anémique. Le cerveau pèse en tout 1285 grammes.

Sous le sternum, en particulier le long de l'artère mammaire, se trouvent plusieurs tumeurs lisses, d'un aspect gris-rougeâtre, n'adhérant pas à l'os, présentant une structure très vasculaire, friables, d'un gris blanchâtre (ganglions hypertrophiés). Quelques petites tumeurs grisâtres assez développées, d'un aspect médullaire et ayant leur point de départ sur le diaphragme, font saillie dans le médiastin antérieur et dans les sacs pleuraux. Cœur très petit, revenu fortement sur lui-même, normal du reste. Sang foncé avec une couenne fortement ictérique et des dépôts grisâtres. L'examen microscopique démontre que ce sont des amas de corpuscules sanguins très développés, avec un nucléus. Hyperémie modérée des poumons ; à leur partie postérieure ramollissement (par suite de l'écoulement des liquides digestifs hors de l'estomac). Artères pulmonaires et bronches normales. Ganglions bronchiques et médiastinaux postérieurs tuméfiés, ramollis.

Amygdales très grosses ; leurs cavités sont remplies de matière purulente, et tellement élargies, que l'organe entier a l'apparence d'une éponge à larges vacuoles ; le reste de l'organe est tuméfié et a l'apparence médullaire. Les follicules de la base de la langue sont développés et grisâtres, et présentent aussi pour la plupart des excavations profondes. Sur la paroi postérieure du pharynx, on voit plusieurs cicatrices rayonnées, blanchâtres, confluentes ; les glandes pharyngiennes sont augmentées de volume. Les ganglions jugulaires et cervicaux présentent des modifications semblables, qui sont surtout prononcées dans les ganglions jugulaires supérieurs. A la coupe, ils présentent une rougeur intense et une tuméfaction partielle, avec commencement de ramollissement.

Cavité abdominale très développée par suite du météorisme des intestins. Exsudation présentant un sédiment purulent et une sérosité claire et rougeâtre. Le météorisme est notable à l'estomac et vers le gros intestin. Mésentère gras, un peu rétracté à son origine, relativement très épais, présentant çà et là des indurations ressemblant à des cicatrices. Côlon ascendant, infléchi à sa partie moyenne, et adhérent à la surface du foie par d'anciennes fausses membranes. Appendice vermiforme normal. Des tumeurs volumineuses grisâtres, presque médullaires, formées par des ganglions hyperplastiques, se trouvent le long de la grande courbure de l'estomac.

Dans l'estomac se trouve une grande quantité de liquide en fermentation, mélangé avec des restes d'aliments; muqueuse non altérée. Duodénum modérément développé, il contient un liquide très épais, d'un gris jaunâtre clair; on y remarque en certains points un précipité floconneux. La bile sort facilement, par la pression, de la vésicule du fiel. Dans le jéjunum se trouve une matière claire, d'un gris blanchâtre, avec quelque flocons jaunes; il y en a davantage encore dans l'iléum, où elle acquiert une coloration gris-verdâtre, par suite de son mélange avec des débris épithéliaux. Les liquides de l'intestin exhalent partout une odeur aigrelette; le contenu de l'iléum présente cependant une réaction neutre. Œdème de la muqueuse, tuméfaction des follicules isolés; ganglions mésentériques d'un jaune grisâtre clair, médullaires. Le gros intestin contient partout un liquide écumeux, clair, d'un gris jaunâtre, à réaction acide : sa muqueuse est œdématiée et présente une teinte ardoisée.

Le foie est entièrement déformé; il est diminué de volume, il présente une forme arrondie, plate ; il a sept pouces et demi de largeur (le lobe gauche n'a que deux pouces un quart); sa hauteur à droite est de cinq pouces et un quart; à gauche, elle est de deux pouces et un quart; sa plus grande épaisseur à droite est de deux pouces sept huitièmes; une série de dépressions profondes divise surtout le lobe gauche en plusieurs petits lobes et lobules très proéminents; les interstices de ces lobules convergent vers les ligaments suspenseurs du foie. Du ligament suspenseur partent des sillons qui rayonnent à droite et à gauche sur toute la surface de l'organe. A la partie supérieure et externe du foie se trouve une masse radiée qui sillonne ce point et s'étend sur la face antérieure. Dans ces points se trouvent un grand nombre de tubérosités entourées d'un tissu cicatriciel blanchâtre ou grisâtre, résistant et calleux; ces tubérosités sont plus nombreuses à droite qu'à gauche ; elles ont le volume d'une noisette ; serrées en grand nombre, formant des groupes, très dures, elles font saillie à l'extérieur; on remarque à leur coupe qu'elles sont résistantes, d'une consistance très sèche, d'une coloration jaunâtre, d'un aspect caséeux. Plusieurs cicatrices ne présentent pas de semblables tubérosités, mais on en trouve en grand nombre, surtout vers la superficie de l'organe, qui sont au milieu du parenchyme hépatique, et qui n'adhèrent en aucune façon aux gros sillons cicatriciels dont ils sont très rapprochés. En arrière, toute la partie supérieure du foie est déprimée par ces cicatrices, au point que le lobe de Spiegel est méconnaissable. Le reste du tissu propre du foie est lâche, pâle, tuméfié ; certains points bruns diffus se font remarquer au milieu de la coloration gris-clair. La vésicule biliaire est petite. Les ganglions qui entourent la veine porte et le ligament hépatico-duodénal sont un peu tuméfiés ; ils sont remplis de la substance médullaire que nous avons trouvée dans les autres ganglions.

La rate est très volumineuse ; elle pèse 490 grammes. Elle a six pouces et demi de longueur, quatre pouces et demi de largeur, son épaisseur est d'un pouce trois quarts ; elle est dense, élastique ; sa surface est tachetée ; sa coupe est sèche, à reflets mats, colorée partie en gris, partie en rouge foncé ; les follicules sont peu apparents ; dans la plupart de ses parties se trouve un tissu sec, possédant un éclat variable. L'examen microscopique fait reconnaître une dégénérescence amyloïde très étendue de la pulpe splénique. Le sang des veines spléniques forme des caillots volumineux, mous, grisâtres. Le pancréas est plus petit qu'à l'état normal. Les ganglions lombaires sont très tuméfiés ; ils présentent souvent une infiltration hémorrhagique.

Le rein gauche, très augmenté de volume, mesure quatre pouces trois quarts en longueur, deux pouces un quart en largeur, un pouce et demi en épaisseur : son poids est de 235 grammes. En séparant la capsule, on déchire sa surface, qui est très friable, lisse, tachetée en rouge. A la coupe, on remarque une notable tuméfaction de la couche corticale, qui est épaisse d'un demi pouce, d'un jaune brun, et est couverte de taches ecchymotiques. Les pyramides et les calices sont presque à l'état normal. Le rein droit est à peu près de même, seulement la rougeur des pyramides est plus intense. L'examen microscopique montre une dégénérescence amyloïde commençante des glomérules ; cylindres fibrineux dans les canalicules urinifères des papilles, et tuméfaction récente de l'épithélium cortical. Urine trouble et d'un brun foncé dans la vessie ;

le caput gallinaginis est très développé, la prostate intacte. Rien de particulier aux parties génitales externes.

Voici certainement une observation très singulière. Nous n'avions aucun renseignement sur l'existence antérieure de la syphilis à l'autopsie ; les seuls caractères qui, à part les modifications du foie, répondent à une lésion syphilitique, sont les cicatrices du pharynx, la dégénérescence amyloïde de la rate et des reins, ainsi que la tuméfaction notable, et que rien ne peut expliquer, des ganglions lymphatiques et de l'appareil folliculaire du pharynx. Une leucocytose très intense coïncidait avec ces dernières altérations, car le sang présentait, en forte proportion et sous forme de dépôt granuleux grossier, des cellules très développées à un seul noyau, tout à fait semblables à celles de la substance des ganglions lymphatiques tuméfiés et modifiés. Je dois avouer n'avoir jamais vu depuis de cas analogue ; dans toutes les observations d'hépatite gommeuse, on trouve d'autres modifications caractérisant la syphilis constitutionnelle, ou bien les antécédents ne laissent plus aucun doute sur l'existence antérieure du mal ; enfin on ne peut baser sur rien ici la supposition d'une affection mercurielle. Reste la possibilité d'un chancre larvé et passé inaperçu ; et chacun sait combien il est fréquent de voir ces sortes de chancre être suivis d'accidents secondaires. Rien, du reste, dans l'observation ci-dessus, n'excluerait la possibilité d'une infection syphilitique ; les symptômes que l'on rapporte au rhumatisme pourraient bien n'être que les premières manifestations de la vérole constitutionnelle. Les cicatrices si caractéristiques du pharynx, que je ne découvris qu'après une recherche minutieuse, me poussaient surtout à adopter cette manière de voir; il me faudra des faits bien convaincants pour me faire changer d'avis, et je regarderai ces altérations comme des altérations syphilitiques, jusqu'à ce que des preuves évidentes viennent me convaincre qu'elles peuvent survenir sans syphilis antérieure.

Dittrich (1) a observé trois cas analogues, chez un garçon de onze ans et chez deux jeunes filles âgées l'une de quinze, l'autre de dix-huit ans; il finit par conclure à une syphilis congénitale, dont la manifestation se serait faite tardivement; dans les trois observations, il trouva les cicatrices caractéristiques du pharynx.

Dans les foies syphilitiques, à côté de ces productions cicatricielles, simples et gommeuses, on voit d'autres altérations qui peuvent prendre une grande extension. Outre l'altération amyloïde que nous avons mentionnée, qui donne au foie l'apparence de la cire, et qui est rare du reste, on observe aussi une induration étendue, résultant du développement du tissu conjonctif interstitiel qui donne lieu (2) à des formes de cirrhose, ou bien une altération particulière des cellules hépatiques analogue à l'altération des cellules rénales dans la néphrite parenchymateuse. Les cellules hépatiques augmentent de volume, leur contenu se trouble et finit par subir la

____

(1) *Prager Viertelj..* 1849, fasc. I, p. 30; 1850, fasc. II, p. 35.

(2) On a autrefois désigné ces formes sous le nom de foie lardacé. Frerichs (*Wiener Wochensch.*, 1854, n° 5) décrit, chez une femme qui

métamorphose graisseuse consécutive (1). J'ai décrit, dans mes *Archives* (2), un foie semblable, qui me semblait très caractéristique; on aurait pu lui donner le nom de foie lardacé, si l'on n'avait tenu compte que de sa composition (d'albumineux, de graisse et de tissu conjonctif). J'ai trouvé le plus ordinairement une hyperplasie et une hypertrophie des portions du foie qui n'étaient pas directement affectées. Les acini et les cellules hépatiques de ces parties acquéraient un volume tel que l'accroissement du foie égalait presque la diminution de volume produite par les cicatrices les plus considérables; le foie reprenait alors son volume normal, mais la forme de l'organe était encore plus profondément modifiée. L'histoire de ces altérations est encore bien incomplète; elles sont surtout intéressantes à cause de leur analogie avec l'hyperostose et la sclérose que l'on remarque autour des lésions osseuses syphilitiques. Il faut les séparer cependant des infiltrations graisseuses accidentelles, ces diverses formes du foie à aspect de noix muscade, états pathologiques qui peuvent se combiner avec l'altération syphilitique.

L'hépatite syphilitique peut, pour plusieurs raisons, être rangée chronologiquement parmi les symptômes

présentait des accidents syphilitiques tertiaires, le changement d'une infiltration lardacée en dégénérescence cirrhotique. On peut difficilement admettre une pareille métamorphose, surtout si, comme cela a lieu aujourd'hui, on regarde la dénomination de dégénérescence amyloïde et de dégénérescence lardacée, comme désignant la même altération.

(1) Voy. ma *Cellular Pathologie*, p. 267.
(2) *Archiv für path. Anatomie*, vol. VI, p. 426.

tertiaires. Pourtant, dans la syphilis héréditaire, on remarque l'induration simple et l'atrophie cicatricielle à côté d'accidents secondaires récents. Gubler (1) a démontré, par des observations cliniques, que, chez les adultes, la première apparition des accidents secondaires s'accompagne parfois d'une complication du côté du foie. Il ne faut donc pas trop se presser ici de tirer des conclusions trop absolues.

CHAPITRE VI.

SYPHILIS MUSCULAIRE. — TUMEURS GOMMEUSES DE LA LANGUE ET DU COEUR. — OBSERVATION VII. — MYOCARDITE ET ENDOCARDITE SYPHILITIQUES. — RAMOLLISSEMENT DE LA GOMME MUSCULAIRE.

Les affections syphilitiques des muscles peuvent aisément être rangées à côté des altérations du foie. Bouisson (2) s'en est occupé et les a minutieusement décrites. Après avoir mentionné les douleurs musculaires, il signale la contracture (Ph. Boyer, Ricord, Notta) et les tumeurs syphilitiques des muscles.

Les contractures musculaires ont pour cause, et j'ai insisté déjà sur ce point (3), des dégénérescences cal-

(1) *Mémoire sur l'ictère qui accompagne quelquefois les éruptions syphilitiques précoces* (*Gazette médicale de Paris*, 1854).

(2) Bouisson, *Gazette médicale de Paris*, 1846, juillet et août.

(3) *Archiv für pathol. Anatomie*, vol. IV, p, 271.

leuses du tissu musculaire, altérations analogues à celles que produit l'inflammation rhumatismale simple ou traumatique ; au milieu du tissu interstitiel des faisceaux musculaires se développe un tissu conjonctif qui se sclérose et détruit, après l'avoir atrophiée, la fibrille musculaire primitive.

Les tumeurs musculaires se comportent autrement : leur mode de terminaison est très variable, d'après Bouisson ; il dit qu'elles se ramollissent, suppurent, s'indurent, deviennent cartilagineuses et peuvent enfin s'ossifier. Billroth (1) regarde les tubercules musculaires comme une exsudation couenneuse, pénétrant la substance du muscle ; il décrit l'ulcération d'une de ces tumeurs.

D'après Bouisson, elles sont produites par une lymphe plastique grisâtre, s'accompagnant d'hypertrophie. Ricord (2) en donne une figure et les rapporte à une dégénérescence plastique. — Les tumeurs syphilitiques des muscles ont en effet la même marche que les tumeurs gommeuses du testicule et du foie : elles résultent de la prolifération du tissu conjonctif interstitiel et présentent les métamorphoses graisseuses et caséeuses des couches de nouvelle formation.

Les altérations musculaires les plus importantes sont les tumeurs gommeuses de la *langue* et du *cœur ;* je n'ai pu faire aucune recherche anatomique sur les premières qui ont été bien souvent décrites. On possède

____

(1) *Op. cit.*, p. 62.
(2) *Clinique iconographique*, planche XXVIII bis, figure 1.

deux planches des secondes ; la première est donnée par Ricord (1) : la seconde se trouve dans l'Atlas de Lebert (2) : l'âge peu avancé de ses éléments morphologiques la rend moins caractéristique ; elle existait simultanément avec des tumeurs analogues du col de l'utérus et de l'ovaire.

Comme j'ai pu observer moi-même une altération de cette nature, je ferai, avant de donner l'histoire de mon malade, le résumé des deux cas dont je viens de parler.

Observation de Ricord. — Ricord (3) parle d'un homme qui avait eu plusieurs fois des chancres, puis des tubercules de la peau, dont quelques-uns s'étaient ulcérés. La mort survint subitement. A l'autopsie, on trouva le cœur hypertrophié ; l'endocarde du ventricule droit avait plus d'un millimètre d'épaisseur, sa consistance était fibreuse, sa coloration d'un blanc mat ; l'endocarde du cœur gauche était recouvert, près de la pointe du cœur, par un thrombus adhérent. Au-dessous de ce point on voyait une infiltration hémorrhagique occupant toute l'épaisseur de la paroi cardiaque et accompagnée d'un épaississement du péricarde ; à cet endroit se voyait une fausse membrane ayant 3 millimètres d'épaisseur. Dans plusieurs des parois ventriculaires se trouvaient des masses tuberculeuses formées par une substance jaunâtre, dure, criant sous le scalpel, totalement dépourvue de vaisseaux ; cette substance, squirrheuse en quelques endroits, était ramollie en quelques autres, tout comme les tubercules syphilitiques du tissu cellulaire sous-cutané ou sous-muqueux. Les fibres musculaires étaient non-seulement refoulées par la tumeur, mais encore elles étaient dégénérées ; il

(1) *Clinique iconographique*, planche XXIX.

(2) *Traité d'anatomie pathologique*, t. I, pl. LXVIII, fig. 5.

(3) Ce cas a été décrit pour la première fois dans la *Gazette des hôpitaux*, août 1845, n° 101.

semblait que du sang s'était mélangé à du tissu musculaire. Dans les points où l'altération était plus ancienne, on voyait cette espèce de mélange à l'entour des tubercules. La base des poumons renfermait aussi des tumeurs analogues.

Observation de Lebert. — Le cas de Lebert concerne une femme qui avait eu des tubercules syphilitiques de la peau et qui, dans les derniers temps de sa vie, présenta un souffle peu intense au premier temps. Les organes génitaux, de même que le tissu cellulaire sous-cutané présentait aussi de semblables tumeurs ; il y en avait à la surface de la voûte crânienne ; on trouva aussi une carie du frontal et une ulcération du palais. — A la base des valvules de l'artère pulmonaire se voyaient, dans la paroi du ventricule droit, deux tumeurs sphériques ayant de 21 à 25 millimètres de longueur, de 12 à 35 millimètres de largeur et de 11 à 14 millimètres d'épaisseur. L'endocarde qui les recouvrait était très vascularisé et tacheté de jaune. Un peu plus loin se trouvait une troisième tumeur plus petite. L'endocarde était épaissi dans les points qui répondaient aux tumeurs ; il avait jusqu'à un demi-millimètre d'épaisseur ; des papilles simples ou bifurquées le recouvraient. — Les tumeurs étaient élastiques ; leur couleur variait du jaune pâle au jaune rougeâtre : elles étaient infiltrées d'une petite quantité de liquide se troublant aisément ; leur consistance était homogène et elles présentaient des vaisseaux en quelques endroits. — Le microscope fit reconnaître des petites cellules de 1/120ᵉ à 1/100ᵉ de millimètre de diamètre, ayant un noyau rond, et entourées d'une substance demi-transparente, finement granulée ; enfin on trouva un grand nombre de corpuscules fibro-plastiques.

OBSERVATION VII. — *Syphilis constitutionnelle.* — *Affection du cœur.* — *Dyspnée et mort.* — *Myocardite, péricardite, endocardite gommeuses.* — *Anévrysme partiel du cœur avec thrombose.* — *Carnification et indurations cicatricielles du poumon.* — *Foie noix muscade avec hyperplasie.* — *Tuméfaction simple de la rate.* — *Tuméfaction parenchymateuse des reins.*

— Epaississement partiel de la muqueuse vésicale. — Hernie obturatrice commençante. — Orchite simple et gommeuse. — Hyperplasie médullaire des ganglions inguinaux. — Pentastômes dans le foie et l'intestin. — Tricocéphale.

Frédéric-Guillaume Sparenberg, âgé de quarante-sept ans, valet de bourreau, de Bremerfœrde, fut envoyé à la Charité, le 14 mai 1858, avec un certificat de la police constatant une fièvre intermittente avec hydropisie.

Il raconta qu'il fut affecté de chancre à l'âge de trente-trois ans, et se plaignait alors d'une dyspnée intense avec un œdème léger des extrémités inférieures. On trouva un bruit systolique à la pointe du cœur, augmentation du deuxième bruit de l'artère pulmonaire avec hypertrophie modéré du cœur, lividité du visage et des extrémités ; quarante-huit inspirations à la minute ; crachats rougeâtres; une saignée et de la digitale n'apportèrent aucun soulagement. Mort le 17 mai. Le détail exact de la maladie a malheureusement été perdu.

Autopsie. — Homme fortement constitué; cyanose intense du visage, du cou et des pieds.

Crâne assez lourd et épaissi, surtout au frontal. Peu de sang dans les sinus, œdème léger de la pie-mère, dure-mère normale, base du crâne sans altérations. Consistance normale du cerveau, substance corticale anémiée, substance médullaire modérément hyperémiée, thalamus et corps striés pâles et humides, cervelet petit et ferme. Peu de sérosité dans les ventricules, plexus pâles ; à gauche, un petit fibroïde blanchâtre dans le plexus choroïde du quatrième ventricule. Dans les deux sacs pleuraux, à droite en particulier, et dans le péricarde, sérosité brunâtre. Le cœur est notablement augmenté de volume, surtout à gauche, où il mesure, de la base à la pointe, quatre pouces et demi ; à droite, deux pouces trois quarts ; la largeur à la base est de quatre pouces et demi ; l'épaisseur du ventricule gauche est de trois pouces un quart. Sur le ventricule droit et à l'orifice des gros vaisseaux, la péricarde présente des taches d'aspect tendineux et assez étendues; à la face pariétale et répondant à la pointe du cœur, se voient des appen-

dices veloutés, à large circonférence, très vasculaires, formés par
du tissu conjonctif, lâche, gélatineux , adhérents au péricarde qui,
dans ce point et dans une étendue de deux pouces, est épaissi et
comme calleux. Dans le cœur gauche on trouve du sang très foncé
coagulé, avec une couenne très épaisse. La valvule mitrale possède
une dimension suffisante. A droite, caillots plus volumineux et plus
complétement coagulés. De ces caillots partent des prolongements
qui s'étendent assez loin dans les embouchures de toutes les veines,
et qui sont recouverts, au niveau de l'artère pulmonaire par un dépôt couenneux peu épais. Artère pulmonaire dilatée, ses valvules
ne laissent pas refluer le sang. Aorte étroite. Les valvules aortiques
laissent passer l'eau qu'on verse dans le vaisseau. Les parois du
cœur droit sont épaissies; en particulier, les colonnes charnues de
l'oreillette sont très développées. Valvules de l'artère pulmonaire un
peu allongées et épaissies. Il en est de même pour la lame postérieure de la valvule tricuspide. Sous cette lame, la paroi du cœur
est excavée; on y voit un espace triangulaire d'un pouce et demi

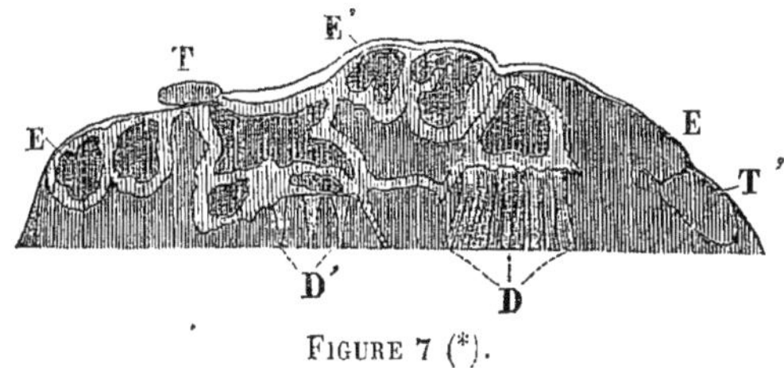

FIGURE 7 (*).

de largeur et d'une longueur à peu près égale, dont la base s'in-
sère à la valvule tricuspide ; cet espace est occupé par une masse
blanchâtre, dure, mamelonnée. On voit à la coupe que la cloison

(*) Coupe de la cloison ventriculaire droite, présentant une myocardite et
une endocardite syphilitiques.

E E' Endocarde du ventricule droit très épaissi et sclérotisé en E'.

T T' Trabécules pénétrant dans la coupe.

D D' Dégénérescence des muscles du cœur. Dans ces derniers, immédiatement sous l'endocarde, pénétrant dans la substance elle-même, se trouvent
les tubercules gommeux jaunes entourés d'un tissu fibreux. — Dimension
naturelle.

ventriculaire est épaissie dans sa totalité et complétement dégénérée dans une épaisseur d'un quart à un demi-pouce.

On distingue sous l'endocarde presque cartilagineux, et qui a une épaisseur d'une demi-ligne à une ligne, des cordons tendineux qui s'enfoncent profondément dans le tissu et entourent des tubérosités irrégulières, plates, arrondies ou anguleuses, en partie isolées, en partie réunies par groupes ; ces tubérosités sont formées par un tissu jaunâtre, sec, dense et homogène. Le tissu musculaire, dont les faisceaux profonds sont pâles et ont subi la dégénérescence graisseuse, pénètre entre les callosités et les tubérosités et vient apparaître à la surface du ventricule ; mais il a disparu en grande partie.

Dans aucun point l'altération n'occupe la totalité de la cloison (fig. 7). Le ventricule gauche tout entier est dilaté, mais principalement en avant et à gauche ; vers la pointe, un diverticule pouvant recevoir une noix muscade dans sa cavité, est tapissé par un endocarde très épaissi, sclérotisé et rempli en partie par un thrombus adhérent aux parois. Les deux muscles papillaires de la valvule mitrale, et surtout le postérieur, sont presque complétement ratatinés, transformés depuis leur base en cordons, durs et aplatis ; leur tissu est calleux et ressemble à du tissu cicatriciel ; ils ont un aspect blanchâtre. Leur sommet seulement (et ceci est surtout remarquable dans le muscle papillaire antérieur) est encore formé par du tissu musculaire rougeâtre. Les fibres tendineuses, celles du muscle papillaire postérieur, en particulier, sont raccourcies et un peu épaissies. La lame antérieure de la valvule mitrale est également un peu épaissie.

Sur presque toute la surface du ventricule, l'endocarde est blanc-bleuâtre ou blanc-jaunâtre, d'un aspect terne ; il est épais, inégal, mamelonné ; dans un point se remarque un dépôt fibrineux ; les parties supérieures du ventricule et la cloison sont recouvertes par un endocarde à peu près normal. Au-dessous de l'enveloppe interne du cœur, le tissu musculaire a disparu ; il est remplacé par un tissu conjonctif, relativement mou, très vasculaire, comme œdématié, et qui tranche nettement avec l'endocarde dur, rigide,

presque sclérotisé. On trouve en plusieurs points de ce tissu, des
tubérosités aplaties ou arrondies, d'un blanc jaunâtre, d'un aspect
desséché, d'une consistance sèche, dure, résistante, caséeuse. Ces

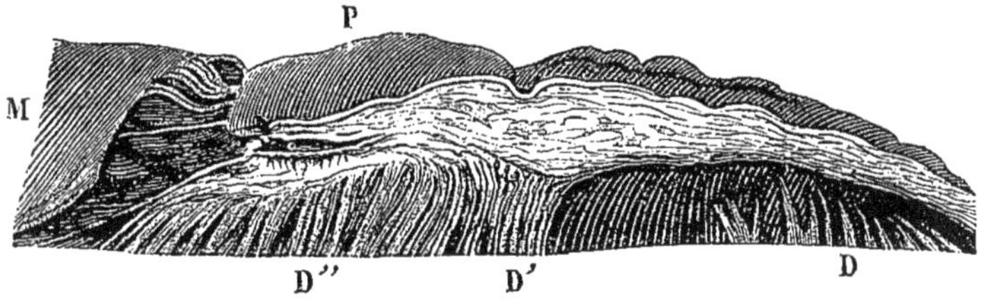

FIGURE 8 (*).

altérations n'occupent pas des points analogues dans les deux cœurs ;
celles du cœur gauche n'ont pas le même siége que les altérations
du cœur droit. Mais ici, encore, on remarque que le reste du parenchyme musculaire est strié de jaune, et présente une apparence
de dégénérescence graisseuse (fig. 8). L'aorte est normale.

Voici les résultats de l'examen microscopique : dans tous les
points du cœur qui sont blanchâtres, tendineux, dans tous les
points qui ont l'aspect d'une cicatrice, le tissu musculaire a totalement disparu ; un tissu fibreux, à cellulation riche, abondante, provenant d'une prolifération des corpuscules du tissu conjonctif, le
remplace. En quelques points, ces cellules de nouvelle formation,
de forme ronde, se trouvent rangées par séries régulières, avec une
certaine élégance ; elles ressemblent à des colliers de perles ; dans
d'autres endroits, elles occupent un espace plus considérable, et
forment des stries ressemblant au pavé. Quand on se rapproche des
tubérosités jaunâtres, on voit ces cellules se transformer en cellules à granulations graisseuses d'une dimension plus considérable,
et en globules graisseux. Au niveau du tissu musculaire, au con-

---

(*) Coupe du ventricule gauche, présentant une myocardite et une endocardite syphilitiques.

D D' D'' ont la même valeur que dans la figure précédente.

M Valvule mitrale.

P Coupe d'un muscle papillaire aplati, d'un aspect calleux, cicatriciel. Il
présente encore quelques stries. — Dimension naturelle.

traire, on voit la prolifération pénétrer plus ou moins avant dans les interstices des fibrilles primitives. La substance des tubérosités jaunâtres ne présente pas partout la même structure. Dans les points qui sont durs et d'un blanc jaunâtre, on trouve un tissu fondamental homogène, avec des granules graisseux; quelques petites cellules avec des granulations graisseuses; enfin d'autres cellules très serrées les unes contre les autres et peu modifiées. Dans d'autres points on trouve encore quelques débris de tissu musculaire, ou bien la fibre musculaire forme elle-même la plus grande partie des tubérosités, qui ont l'aspect rougeâtre, qui sont frêles et friables. Dans ce dernier cas, les faisceaux primitifs sont d'une dimension moindre qu'à l'état normal; ils sont ternes, leur intérieur est finement granulé, ils présentent tantôt l'état graisseux, tantôt l'état albumineux; leurs stries transversales n'existent plus, et leurs noyaux sont à peine visibles. Quand les fibres musculaires sont peu nombreuses, comme on le remarque dans les tubérosités jaunes, on trouve les fibrilles primitives extrêmement rapetissées, mais ayant conservé leur apparence normale; elles ont l'aspect de cylindres très étroits, assez brillants, dans lesquels on aperçoit la plupart du temps des stries transversales; les cylindres sont quelquefois tortus ou courbés; dans certains points, au contraire, ils sont disposés parallèlement avec une grande régularité.

Au premier abord, on pourrait croire que deux de ces fibrilles forment un tout à elles deux, et constituent la paroi épaissie d'un canal, au milieu duquel s'effectuerait la prolifération cellulaire. Mais l'observation exacte démontre que, partout, les jeunes éléments naissent dans les interstices des faisceaux primitifs des muscles.

On voit que dans ces points il s'est produit une nécrose relativement assez rapide; tandis qu'à la périphérie de la tubérosité, c'est une atrophie lente.

Le poumon droit est volumineux, très dense, hyperémié, d'un aspect rouge-bleuâtre à l'extérieur. A la coupe, on trouve qu'il est partout très compacte, peu aéré; dans le lobe inférieur, le tissu est tuméfié et coloré en gris-bleu, avec quelques points bruns; on peut en exprimer une sérosité légèrement spumeuse.

Le poumon gauche présente des adhérences fibreuses très étendues; il est un peu plus petit et beaucoup plus compacte que le droit. Au sommet, cicatrices anciennes, ardoisées, avec quelques dépressions caséeuses; le reste du tissu est carnifié, surtout au sommet du lobe inférieur dans le milieu duquel on voit une cicatrice ardoisée très étendue. Bronches un peu étroites, très épaissies, hyperémiées. Artère pulmonaire normale.

Faible météorisme des intestins; cyanose de l'intestin grêle, sérosité jaune rougeâtre dans la cavité abdominale. Le long de l'*S* iliaque et du côlon descendant, cicatrices nombreuses du mésentère. Adhérence de la vésicule biliaire avec l'épiploon.

Foie volumineux et pesant, sa surface est grise et faiblement granulée. Au lobe gauche et à la face postérieure du lobe droit, il y a quelques kystes formés par des pentastômes; aspect de noix muscade à la coupe; points rouges alternant avec des points blancs tuméfiés. Au lobe gauche, petite tumeur de la grosseur d'une cerise, arrondie, lobulée, dense et d'un gris pâle (hyperplasie partielle, glandulaire). Vésicule biliaire modérément remplie; bile filante, assez foncée. Une pression modérée sur la vésicule le fait aisément sortir par l'orifice du canal cholédoque. Rate très hypertrophiée, sa capsule est un peu épaissie, son parenchyme friable, sa pulpe pâle, ses follicules petits.

Capsules surrénales presque normales; la gauche est assez volumineuse et bosselée; sa substance corticale est épaisse. Reins assez volumineux, leurs capsules sont faciles à séparer; leur surface est lisse, leur tissu dense, leurs glomérules pâles; la partie externe de la substance corticale présente une coloration légèrement bleuâtre. Cônes médullaires assez développés, fortement colorés en rouge et au bleu, dépôts calcaires dans les papilles.

La vessie a des parois épaisses; au niveau de l'orifice de l'un et l'autre uretère, sa muqueuse présente une tuméfaction transparente, rougeâtre, sous laquelle la membrane musculaire est un peu hyperémiée.

Prostate normale, contenant des concrétions noirâtres, assez volumineuses. Le long du conduit spermatique interne se trouvent des varices petites et nombreuses.

A droite de la vessie, dans le point qui correspond exactement au foramen obturatorium se trouve un petit diverticule, ayant la forme d'un sac et se dirigeant vers la cavité du bassin. Derrière ce diverticule, se voit un petit peloton graisseux qu'on peut aisément repousser dans le trou obturateur.

Les ganglions inguinaux sont un peu hypertrophiés, leur substance corticale est colorée en rouge, elle présente en quelques points un aspect médullaire. Adhérence intime de la tunique vaginale avec le testicule gauche. La glande est elle-même diminuée de volume, un peu aplatie, dure ; à la coupe, on trouve le parenchyme presque totalement transformé en une masse blanche fibro-calleuse, dans laquelle sont enclavés une foule de tubérosités caséeuses jaunes; ces dernières ont le volume d'un pois, elles sont très sèches et très dures. On en trouve une au milieu de la substance très épaissie de la tunique albuginée; d'autres tubérosités se trouvent à peu de distance et elles forment un groupe assez considérable. Aux extrémités supérieure et inférieure, on trouve encore quelques îlots conservés de substance testiculaire très brunâtre. Le cordon spermatique est induré à son origine, sa surface externe est parsemée des tubercules caséeux de la grosseur d'une tête d'épingle. Adhérence complète de la tunique vaginale du testicule droit, qui est plus volumineux que le gauche ; son tissu, conservé en grande partie, d'un brun foncé, est transformé, à partir de la capsule, en une masse homogène gris-pâle, blanchâtre en divers points et cachant comme un nuage les canalicules spermatiques.

La muqueuse de l'estomac est très épaissie et colorée en rouge foncé. Forte hyperémie de la muqueuse, à la partie supérieure du duodénum, qui contient en petite quantité un liquide étendu et jaunâtre ; un peu plus bas le liquide devient muqueux et d'apparence bilieuse. L'intestin grêle contient un mucus brunâtre dans les parties supérieures, rouge un peu plus bas. Dans le jéjunum et l'iléon se trouvent deux pentastômes à l'état crétacé; ils sont situés dans le tissu sous-muqueux.

Muqueuse de l'intestin grêle, très épaisse dans toute son étendue, très hyperémiée ; hyperémie hémorrhagique à la partie terminale de l'iléum. Follicules de Peyer tuméfiés, faisant saillie, et ayant un aspect granuleux, grisâtre. Glandes solitaires normales. Ganglions mésentériques un peu rouges. Dans le cœcum se trouvent quelques trichocéphales ; mucus blanchâtre, visqueux, dans le rectum.

Ces trois cas présentent de nombreuses analogies ; mais ils ont aussi certains points spéciaux qui les différencient et les complètent les uns les autres. Dans le cas de Lebert, nous n'avons pas encore des gommes caséeuses, mais un tissu conjonctif récent, vasculaire et entièrement organisé et contenant de nombreuses cellules fusiformes. Dans le cas de Ricord, à côté des gommes caséeuses, déjà développées complétement, se montrent des inflammations hémorrhagiques récentes du tissu du cœur, dont on peut suivre la transformation en masse tuberculiforme. Enfin, dans le cas que j'ai observé, la formation était arrivée à sa période d'arrêt et les tubérosités étaient constituées. La marche de l'affection nous présente certains points importants.

Dans mon observation, il n'y avait pas trace d'éruption récente ; les seuls signes d'une syphilis antérieure étaient le sarcocèle qui avait parcouru tous ses stades, et peut-être aussi les affections de la vessie et des poumons ; dans les deux autres cas, au contraire, il y avait encore persistance d'éruptions tuberculeuses récentes à la peau. Mais les trois cas se ressemblent en ce que des gommes tout à fait semblables existaient dans le tissu du cœur, en même temps dans d'autres organes ; elles attaquaient non-seulement le myocarde, mais aussi l'endocarde dans une grande étendue et transformaient cette membrane en masse épaisse sclérotisée. Dans le cas de Ricord et dans le mien, une péricardite par-tielle s'était aussi développée. De plus, dans les deux observations on trouva, dans les points les plus modifiés, un thrombus interne adhérent aux parois, et dans la mienne un anévrysme partiel du cœur commençait à se former d'une manière très évidente. Dans le cas que j'ai décrit, outre la tumeur gommeuse, on voyait encore une myocardite interstitielle simple très étendue, tout à fait spéciale, mais répondant complétement aux affections syphilitiques des testicules, du foie, etc.; cette myo-cardite s'était propagée de la paroi du cœur aux mus-cles papillaires, et avait déterminé une endocardite pariétale et valvulaire.

Il y a donc une péricardite et une endocardite syphili-tiques, une myocardite simple et une myocardite gommeuse interstitielle, et la nature de l'affection du cœur est en tous points identique avec celle de l'affection des testi-cules et du foie.

On peut avec raison se demander s'il n'y a pas aussi au cœur des inflammations syphilitiques sans forma-tion gommeuse, comme on les rencontre au foie et aux testicules. Telle myocardite simple, déterminant le dé-veloppement d'un anévrysme partiel, n'a-t-elle pas une origine syphilitique? Ne pourrait-elle pas donner lieu, comme le pensait Corvisart, à des excroissances syphi-litiques des valvules du cœur, en quelque sorte à des condylômes? J'avoue que je n'ai été amené à admettre cette possibilité que depuis peu de temps, et que les faits antérieurs, dont le nombre a été récemment accru encore par Julia (1), ne sont pas assez minutieusement décrits pour qu'on puisse en tirer des conclusions ; et justement, ces ulcérations superficielles du cœur, mentionnées par Julia et déjà décrites dans l'observation de cette fille de vingt-deux ans, affectée d'une syphilis constitutionnelle (2), auraient du être exposées d'une manière beaucoup plus explicite. Comme Dittrich a déjà rapporté des cas de myocardite survenue dans le cours d'autres affections syphilitiques, il est certainement de la plus grande importance d'étudier minutieusement ces rapports étiologiques.

J'attirerai encore l'attention sur un détail anatomique.

Rokitansky (3) dit au sujet de la myocardite ordinaire : « Les parties calleuses renferment une portion d'exsudat transformé en masse tuberculeuse jaunâtre, friable, crétacée. » Ceci est inexact sous tous les rapports. Dans les masses fibreuses blanchâtres ou vascularisées qui proviennent incontestablement du tissu conjonctif interstitiel des parois du cœur, et à l'intérieur desquelles le tissu musculaire propre disparaît peu à peu, se montrent, comme dans le foie, deux sortes de productions jaunes souvent tuberculiformes. C'est d'abord la tumeur gommeuse subissant la métamorphose graisseuse, et ensuite les espèces d'îlots, débris d'un tissu musculaire subissant l'atrophie et très

(1) *Gazette médicale de Paris*, 1845, décembre, n° 52.
(2) *Mémoires de la Société royale de médecine* de 1775.
(3) *Pathol. anat.*, 1856, t. II, p. 275.

riche en pigment. Ce tissu musculaire est souvent coloré en jaune, en brun ou en vert; il est friable, mou, et montre au microscope beaucoup de pigment dans les faisceaux primitifs. On doit bien le distinguer de la formation gommeuse, bien que, comme nous l'apprend mon observation, les gommes puissent contenir certaines portions de parenchyme musculaire atrophié ou en décomposition.

La tumeur gommeuse n'est donc pas, comme le pensait Ricord, le résultat d'une transformation simultanée; elle ne provient donc pas de la fusion du tissu musculaire avec l'épanchement; mais elle se développe entre les éléments musculaires dont elle contient les débris en quantité plus ou moins grande. L'exsudation crue manque ici comme dans les inflammations des autres muscles.

Une dernière question, également très importante à décider, est celle-ci : la syphilis musculaire peut-elle véritablement s'abcéder, suppurer, comme l'ont écrit plusieurs auteurs?

Je ne connais jusqu'ici aucune observation de laquelle il ressorte évidemment que la tumeur gommeuse caséeuse véritable puisse se ramollir et s'ulcérer, mais j'ai certainement vu chez les syphilitiques des abcès des muscles qui, selon toute probalité, appartenaient à cette forme.

J'ai donné un rapport minutieux (1) d'un cas semblable, dont A. Geigel a fait une courte description (2). Cette

(1) Dans mes *Gesammelte Abhand.*, p. 633.
(2) *Archiv für path. Anatomie,* vol. VII, p. 245.

forme ressemble notablement aux abcès précédemment décrits du tissu sous-cutané (tubercules profonds), et je pourrais conclure de ce fait que la tumeur gommeuse peut devenir indurée et caséeuse lorsqu'elle suit une marche chronique, ou bien qu'elle amènera une suppuration de mauvaise nature lorsque sa marche sera plus aiguë. Il est très possible aussi que la tumeur gommeuse caséeuse, de même que ce qu'on désigne ordinairement sous le nom de tubercule, puisse dans la suite se ramollir et s'ulcérer. On trouve du moins dans Dittrich (1) un cas dans lequel la masse purulente en bouillie épaisse était enveloppée d'une capsule calleuse de plusieurs lignes d'épaisseur.

CHAPITRE VII.

SYPHILIS CÉRÉBRALE. — GOMME DE LA DURE-MÈRE AVEC OBLITÉRATION DES ARTÈRES ET RAMOLLISSEMENT DE LA SUBSTANCE CÉRÉBRALE. — OBSERVATION VIII. — VÉGÉTATIONS DE L'ÉPENDYME. — NÉVROME SYPHILITIQUE. — RAMOLLISSEMENT ET SCLÉROSE DU CERVEAU. — OBSERVATION IX. — ABCÈS ET GOMMES DE LA SUBSTANCE CÉRÉBRALE. — OBSERVATION X.

L'organe dont on devrait connaître le plus exactement les affections syphilitiques est le cerveau. Il existe

(1) *Prager Viertelj.*, 1850, p. 52.

beaucoup d'observations cliniques sur les diverses sortes
de paralysie et autres désordres des centres nerveux
causés par la syphilis. Plusieurs cliniciens, Lallemand, Romberg et Schützenberger en tête, ont toujours accordé l'attention nécessaire à ce point de l'étiologie des paralysies, mais les recherches anatomiques
sont extrêmement rares, et je dois avouer que je possède fort peu de matériaux pour approfondir ce point
de notre sujet. La question étiologique présente ici les
plus grandes difficultés. Dans un grand nombre de
cas, des influences traumatiques avaient accompagné
ou précédé l'infection syphilitique, et il restera toujours
à décider d'abord si l'influence traumatique suffit par
elle-même pour produire une tumeur, ou bien si elle
n'est que la cause déterminante de l'éruption syphilitique, comme cela s'observe dans les os, le foie, les
testicules.

Relativement aux membranes du cerveau, il paraît
certain que la tumeur gommeuse se montre aussi bien
à la face interne qu'à la face externe de la dure-mère.
Lallemand (1) rapporte un cas semblable de Bayle et
Kergaradec, ainsi qu'un cas très caractéristique de San-
son, dans lesquels la tumeur de la dure-mère coïncidait
avec une affection gommeuse du péricrâne. Bedel
mentionne, dans sa dissertation si consciencieuse (2),
un cas qui appartient à notre sujet et qui fut observé

____

(1) *Recherches anat.-path. sur l'encéphale.* Paris, 1834, t. III,
p. 10-25.

(2) *De la syphilis cérébrale,* thèse de Strasbourg, 1851, p. 5.

par Rayer (1). Un cas que j'ai décrit autrefois (2) est particulièrement digne d'attention à cause de l'oblitération consécutive de la carotide cérébrale qui avait déterminé une cécité rapide et plus tard le ramollissement du cerveau. Gildemeester et Hoyack (3) ont observé un cas tout à fait semblable, dans lequel survint une paralysie subite du facial et d'une moitié du corps. Il semble donc que les paralysies syphilitiques peuvent résulter non-seulement d'une affection spéciale et directe des nerfs, mais encore indirectement d'une interruption dans le cours du sang.

Cette forme peut très vraisemblablement se lier avec l'altération et la perforation consécutive des os du crâne; mais on ne doit pas la confondre avec cette pachyméningite hémorrhagique chronique, qui se présente si souvent simultanément avec l'ostéite et la périostite syphilitiques et produit quelquefois des phénomènes semblables à ceux que j'ai décrits pour l'hématôme de la dure-mère (4). Le cas suivant, où l'action syphilitique est au moins vraisemblable, me paraît se rattacher au sujet qui nous occupe actuellement.

(1) Bedel et Lallemand ont cité aussi un cas de Bonnet (*Sepulchret.*, lib. IV, sect. IX, Additamentum), où l'on trouva trois tumeurs gommeuses dans la substance du cerveau. Je ne trouve pas la citation dans mon édition; par contre, j'y vois une observation de Molinetti qui constata trois gommes blanches sur la dure-mère, chez un paysan affecté d'une maladie vénérienne (Bonnet, *Sepulch.*, Genevæ, 1679, p. 1669, lib. IV, sect. IX, obs. I, art. 9, répété dans lib. I, sect. 1, obs. LXVIII).

(2) *Gesammelte Abhandl.*, p. 414.

(3) *Nederl. Weekbl.*, 1854, janvier, n° 23.

(4) *Wurzb. Verhandlung*, vol. VII, p. 34.

OBSERVATION VIII. — *Douleurs rhumatoïdes. — Aspect cachectique. — Mouvements convulsifs et sensibilité réflexe, plus tard phénomènes paralytiques. — Hémorrhagies nasales. — Mort. — Ostéite et périostite étendues des os du crâne, d'apparence gommeuse. — Pachyméningite ossifiante et hémorrhagique très intense. — Cerveau déprimé. — Tuméfaction érysipélateuse du cou. — Tuméfaction médullaire des ganglions inguinaux et lombaires. — Modifications peu importantes du parenchyme des reins, de la rate et du foie. — Déformation congénitale d'un poumon et des valvules pulmonaires.*

Jean Schindler, domestique, âgé de trente-deux ans, ayant joui antérieurement d'une bonne santé, a été souvent exposé à des variations de température. Depuis deux mois, douleurs rhumatoïdes dans la partie inférieure de la cuisse gauche, puis dans les lombes, et enfin dans l'épaule gauche.

Réception à la Charité, le 10 septembre 1856, service des maladies internes de M. Wolff.

Aspect un peu pâle, 76 pulsations, température de la peau normale. Les deux épines scapulaires sont sensibles à la pression, et siége de douleurs spontanées très vives (bain chaud ; à l'intérieur, vin de racine de colchique).

Cessation des douleurs. Quitte l'hôpital, comme guéri, le 1ᵉʳ octobre. Bientôt, à la suite d'un refroidissement, douleurs aiguës dans les lombes, surtout au niveau de l'os coccyx, douleurs augmentant à la pression. Le 12 décembre, il revient à la Charité. Pâleur de la peau et des muqueuses, langue avec un peu d'enduit. Appétit conservé, pas de selles, 120 pulsations. Cœur normal, mouvements convulsifs des extrémités inférieures survenant lorsque l'on touche, même légèrement, les parties douloureuses, ou même spontanément. Depuis longtemps déjà perte de sommeil (1/8ᵉ de grain de morphine, satur. commun.). Le jour suivant, cessation des mouvements convulsifs ; par contre, extension des douleurs rhumatismales au côté gauche de la poitrine, jusqu'à l'omoplate. 108 pulsations. Six sangsues à la région sacrée, qui sont bien supportées,

mais qui soulagent peu le malade. Le 16, légère hémorrhagie par
la narine gauche. Le malade déclare en avoir eu de semblables à
diverses reprises. L'examen du nez ne permet pas de constater la
cause de cet accident. En même temps, douleurs violentes du
côté droit de la tête (applications froides, tampon imbibé d'eau de
Kranzius dans le nez). Toujours peu de selles, malgré le bon appétit et plusieurs évacuants. Augmentation de la fréquence du
pouls, collapsus. Grande agitation, troubles dans les idées, de sorte
qu'on est forcé d'attacher solidement le malade dans son lit; enfin
paralysie encore incomplète de la jambe droite. Mort après un
affaiblissement toujours croissant, le 21 décembre.

Autopsie. — Grand amaigrissement, tissu sous-cutané presque
complétement dépourvu de graisse, muscles très mous et œdémateux; au crâne, surtout à l'occiput (au niveau de la fontanelle postérieure) et au côté droit des régions frontale et temporale, au-
dessous des parties molles tuméfiées, œdématiées et hyperémiées,
se trouvent des saillies plates, étendues, formées en grande partie
par le péricrâne tuméfié. Ces saillies contiennent des masses jaunes,
ayant la forme de lentilles, d'un aspect graisseux.

Le périoste étant détaché, la surface externe de l'os paraît poreuse, de nombreuses cavités médullaires et canaux vasculaires sont
béants et remplis d'une matière d'un jaune trouble, semblable à
celle dont nous venons de parler; partout du périoste pénètre en
formant un tampon dans l'intérieur de l'os. L'examen microscopique montre que toutes ces masses proviennent d'un tissu fibreux,
riche en cellules, dont quelques points ont subi une transformation graisseuse. Le microscope montre de plus qu'une partie de
cette substance est formée par la prolifération du périoste; mais la
plus grande partie de ce tissu a été produite par une néoplasie
directe, et par la prolifération du tissu osseux.

De la même manière on voit se former dans les os des lacunes
représentant ce que j'ai nommé le territoire cellulaire de l'os,
comme je l'ai figuré récemment au sujet du pédarthrocace (1).

(1) *Archiv für path. Anatomie*, vol. XIV, tabl. I, fig. 1.

Ces lacunes deviennent bientôt confluentes, et les cellules osseuses qui y sont contenues, et qui sont d'abord presque cartilagineuses, commencent à se multiplier.

A la coupe, le crâne se montre très épaissi, principalement en avant et à droite; il contient peu de substance médullaire, mais on y trouve beaucoup de sang, surtout en avant.

A la face interne on trouve presque sur toute l'étendue du côté droit, en proportion moins forte au-dessus du côté gauche du grand hémisphère cérébral entre la dure-mère et les os, une luxuriation (prolifération) molle, à moitié ossifiée qui adhère organiquement aussi bien à l'os qu'à la dure-mère, et par suite ne peut pas en être séparé sans déchirure; la plus grande épaisseur de cette couche se trouve à l'os frontal et à la partie antérieure de l'os pariétal du côté droit, où elle mesure trois lignes d'épaisseur.

Les os sont recouverts dans ces points par des trabécules osseux très nombreux et très fins, apposés verticalement, très serrés les uns contre les autres. Ces trabécules se développent, prennent la forme de petites lamelles, s'unissent l'un à l'autre, et présentent l'aspect d'une éponge fine. En arrière, ils diminuent de hauteur, mais ils prennent alors l'aspect de petites languettes et deviennent plus compactes. A la partie inférieure, ils conservent leur étroitesse et leur friabilité, mais ils s'aplatissent et deviennent très minces. Dans tous les interstices qui séparent ces trabécules, pénètre une luxuriation mollasse de la dure-mère; c'est une substance presque gélatineuse d'un gris jaunâtre, veloutée, qui présente aussi la disposition de petits trabécules verticalement situés sur la dure-mère.

L'examen microscopique montre partout un tissu fibreux, dense, de structure tendineuse, dans lequel on découvre çà et là quelques trabécules jaunâtres, centres de prolifération. Après l'addition d'acide acétique, on voit des faisceaux ramifiés de cellules fibreuses qui rayonnent de tous côtés et contiennent un réseau de cellules à larges anastomoses. La dure-mère est elle-même un peu épaissie dans ces points, et elle est recouverte à sa face interne par une masse assez consistante, d'un rouge brun, présentant plusieurs

couches, s'étendant à droite jusque dans les fosses crâniennes antérieures et moyennes, et ayant une épaisseur de ce côté d'une ligne
et demie à deux lignes. A gauche, les prolongements sont moins
marqués et présentent un aspect plus pâle. L'examen microscopique montre dans ces points un tissu organisé beaucoup plus riche
en cellules, contenant souvent des groupes de granulations pigmen-
taires, et circonscrivant en divers points des masses récentes fibrineuses ou hémorrhagiques.

La macération du crâne démontre que l'altération extérieure s'é-
tendait de la région temporale droite jusque sur l'aile, et en partie
sur l'écaille temporale, et allait jusqu'à l'apophyse ptérygoïde ; cette
altération était caractérisée partout par l'état poreux de la surface
osseuse. Dans la fosse ptérygoïde, et autour du *foramen lacerum*
se trouvaient des ostéophytes, ressemblant à de fines éponges. Une
ostéoporose limitée se remarque sur l'aile temporale gauche, vers
la scissure mastoïdienne gauche ; sur le corps de l'apophyse basilaire, dans les deux fosses condyliennes et sous la protubérance occipitale externe. Il y avait aussi des ostéophytes volumineuses dans
le foramen lacerum droit.

A l'intérieur, les principales altérations se rencontraient dans les
fosses crâniennes moyennes et antérieures du côté droit ; elles
étaient moins prononcées dans la fosse moyenne gauche, plus ca-
ractérisées dans la fosse sigmoïdes du sinus transverse gauche, et
dans la partie antérieure droite du clivus, il y avait d'épaisses ostéophytes autour des cartilages qui unissent les rochers à l'apophyse
basilaire ; enfin on remarquait des fossettes, correspondant aux
granulations de Pacchioni qui étaient très développées des côtés de
l'os frontal, mais principalement à gauche.

Le cerveau était pâle dans toute son étendue ; la surface du
grand hémisphère cérébral, surtout à droite, était un peu aplatie,
et présentait une légère coloration jaunâtre ; la substance grise de
la couche corticale, des corps striés et du thalamus, était tout à fait
anémiée, fort résistante. Glande pinéale petite, moelle épinière très
pâle, et relativement très consistante, dure-mère spinale très imbi-
bée de sang, arachnoïde légèrement adhérente à la portion cervi-

cale. Quelques-uns des corps des vertèbres dorsales inférieures étaient si mous, que l'on pouvait facilement les couper avec le couteau.

Cœur très mou, relativement volumineux ; nombreuses ecchymoses sous le péricarde, au ventricule gauche. Artères coronaires normales ; tissu musculaire du ventricule gauche d'un aspect jaunâtre très prononcé. On trouve quatre valvules à l'artère pulmonaire, l'une d'elles est fenêtrée. Larynx et trachée remplis d'écume, mais normaux. Au poumon droit se trouve un lobe supérieur et interne, surnuméraire ; le parenchyme est œdémateux, très pigmenteux, d'un aspect sale, coloré en brun-jaunâtre. Région cervicale droite un peu tuméfiée, le tissu cellulaire sous-cutané est infiltré d'un épanchement d'un jaune intense, qui se continue jusque vers les ganglions. Ces derniers présentent de légères taches causées par l'hyperémie.

Foie d'un volume normal, contenant peu de sang, sa capsule se déchire aisément ; son parenchyme est lâche, résistant, très pigmenté. Adhérences anciennes entre le pylore et le côlon. Rate de grosseur moyenne, un peu élastique ; la pulpe est d'un rouge brun, médiocrement résistante ; les follicules sont peu apparents. Capsules surrénales normales. Reins lâches, d'un volume normal, leur capsule se sépare aisément ; le parenchyme, très lubréfié, est anémique. Muqueuse de l'estomac légèrement ardoisée, épaissie au pylore, coloration mélanique intense des villosités intestinales. Ganglions mésentériques peu volumineux. Pénis d'aspect normal ; il n'y a pas de traces des cicatrices de bubons. Glandes inguinales augmentées de volume, modérément hyperémiées. En quelques points hyperplasie médullaire partielle à leur périphérie. Ganglions lombaires un peu augmentés de volume et d'aspect légèrement blanchâtre.

Il est bien évident que, dans ce cas, le diagnostic ne peut être posé d'une manière certaine. Les antécédents nous font totalement défaut ; d'un autre côté, l'autopsie ne nous a pas donné de résultats assez caractéristiques pour nous permettre d'affirmer l'existence d'une affection syphilitique. Tout au moins on ne voudra ni ne . pourra admettre un vice rhumatismal. Pourquoi pas une autre dyscrasie? L'hypothèse la plus probable est certainement la supposition d'une infection syphilitique. Les dépôts que nous avons trouvés dans le péricrâne et les os ont une plus grande analogie avec les gommes qu'avec toute autre production pathologique. La sclérose, il est vrai, manque totalement; nous n'avons trouvé qu'une hyperostose interne assez étendue et de formation récente; elle s'accompagnait d'une prolifération de la dure-mère; mais le cas était récent et la marche de l'altération était très rapide. Enfin l'hyperplasie médullaire des ganglions jugulaires et lombaires sont des altérations très significatives; on doit, d'après ces lésions, supposer qu'une humeur infectante s'est portée vers ces points.

Faurès (1) a décrit un cas très singulier de végétations de l'épendyme. Une jeune fille de vingt ans, traitée pour un chancre et des végétations du vagin, fut subitement affectée d'une violente douleur de tête et d'hémiplégie. On trouva sur la membrane interne du quatrième ventricule du cerveau, et spécialement à droite et formant un groupe du volume d'une fraise, des végétations très vasculaires dont la grosseur variait depuis celle d'une tête d'épingle jusqu'à celle d'un grain de millet. Toutefois on doit faire la remarque qu'une

(1) *Gazette médicale de Toulouse*, 1854. — *Gazette hebdomadaire*, 1855, t. II, p. 92.

violente commotion du cerveau avait eu lieu à la suite
d'une chute. Lallemand (1) mentionne un cas encore
plus douteux de condylômes de la moelle épinière.
Les lésions des membranes paraissent parfois se lier
à des modifications analogues des nerfs. Dittrich (2)
mentionne, dans un cas d'amaurose syphilitique, la carie
du frontal, l'épaississement de la dure-mère s'étendant
jusqu'à la base du cerveau, et la transformation du nerf
optique en une masse d'un gris sale, flasque, villeuse et
fibreuse.

Deux cas analogues très intéressants ont été récemment observés par Dixon (3). Dans les deux cas il y
avait une syphilis tertiaire et des tumeurs s'étaient formées dans le nerf moteur oculaire commun, et elles
occupaient en même temps les membranes cérébrales
s'étendant autour de la carotide interne et de l'artère
basilaire. Dans un de ces cas où Rainey fit un examen
minutieux d'une de ces tumeurs, d'un jaune pâle, dure,
presque cartilagineuse, il trouva un tissu fibreux mélangé de matière granuleuse. Dixon nomme cette forme
« névrôme syphilitique. »

Quant aux modifications de la substance cérébrale,
elles peuvent être très nombreuses, mais il est avéré
que jusqu'à présent, dans des paralysies liées évidemment à la syphilis, l'autopsie n'a souvent apporté que
des résultats négatifs : le cas extraordinaire d'hypertrophie aiguë du cerveau que j'ai décrit plus haut peut être

(1) *Loc. cit.*, p. 106, note.
(2) *Prager Viertelj.*, 1849, I, p. 23.
(3) *Med. Times and Gazette*, 1858, oct., n° 434.

mentionné ici de nouveau. La présence de petits points et de taches de dégénérescence graisseuse de la névroglie (1) chez les enfants affectés de syphilis héréditaire a été rappelée par moi au commencement de cet ouvrage (chapitre 1, page 4).

A. de Graefe rapporte un cas de paralysie vraisemblablement syphilique de l'oculo-moteur, où il trouva chez un enfant de deux ans des foyers de ramollissement dans le cerveau (2). Gjör a décrit un autre cas (3); dans le cours d'une syphilis secondaire déterminant des douleurs de tête, il survint tout à coup une hémiplégie; il trouva dans le cervelet un foyer de ramollissement de la grosseur d'une noix.

Le même auteur cite (4) un cas semblable où l'on trouva un ramollissement de la substance cérébrale.

Faurès a aussi mentionné un cas de ramollissement du *thalamus opticus* chez une fille de vingt-trois ans affectée de syphilis secondaire, qui fut prise tout à coup de convulsions, d'hémiplégie, et tomba dans le coma. Ferréol (5) cite une femme syphilitique qui, trois ans auparavant, avait eu une attaque de paralysie. A l'autopsie, on observa dans le corps strié un kyste de la grosseur d'une aveline. Malheureusement toutes ces observations ne sont pas concluantes; il est possible qu'elles se rapportent à une hémorrhagie, à une embo-

---

(1) Substance interstitielle du cerveau.
(2) *Archiv für ophthalm.*, I, p. 433.
(3) *Norsk Magazin für Laegevidenskaben*, 1857, p. 776.
(4) *Dansk. Ugeschrift for Laeger*, 1857, avril.
(5) *Bulletin de la Soc. anat.*, nov. 1856.

lie ou à une autre obstruction vasculaire, et, si je les ai citées, c'est surtout pour engager les observateurs à tenir compte à l'avenir de ces particularités et à donner des détails plus complets.

Dans un cas de ramollissement rouge, décrit par Dittrich (1) se trouva une oblitération de la carotide et de l'artère de la scissure de Sylvius; dans un autre cas de ramollissement celluleux on trouva en même temps une sténose de la valvule mitrale. De plus, nous voyons quelquefois une affection qui, à son début, est limitée à la périphérie (os ou membranes), envahir plus tard le cerveau. Le cas suivant en est un exemple :

OBSERVATION IX. — *Syphilis.* — *Traitement mercuriel et hydrothérapique.* — *Douleurs et roideur de la nuque.* — *Paralysie des bras, etc.* — *Mort.* — *Destruction étendue et cicatrisation des os du crâne.* — *Aplatissement et sclérose du cerveau.* — *Légère hydrocéphalie.* — *Exostoses du corps des vertèbres et épaississement de la dure-mère spinale.*

Le 14 octobre 1845, le docteur Petri, médecin-major, me pria de faire l'autopsie d'un officier décédé à la maison des Invalides de Berlin. C'était un homme arrivé à la période moyenne de la vie; il avait eu un chancre et fut ensuite affecté de syphilis constitutionnelle. Un chirurgien lui donne d'abord du calomel, puis plus tard du sublimé. Après avoir suivi les médications de Dzondi, de Berg et Zittmann, il alla plusieurs fois à Grafenberg (établissement hydrothérapique de Priessnitz). Il en revint très fortifié, mais continua à porter des linges mouillés autour du cou. Il se plaignait de douleurs à la nuque, qui s'étendaient jusqu'aux bras. Peu à peu la nuque devint roide, et il survint dans les derniers jours une para-

(1) *Prager Viertelj.*, 1849, I, p. 21-24.

lysie avec engourdissement des bras; et enfin de l'emprosthotonos
de la partie supérieure du corps.

On ne fit l'ouverture que de la tête et de la partie supérieure de
la moelle épinière. Cet homme, d'une stature assez puissante, quoique les parties supérieures du corps fussent très amaigries, présentait en outre des tophi dans le tibia droit. A la tête, il y avait destruction de presque toute la partie supérieure des os du crâne et
des parties molles; destruction comblée par une cicatrice fibreuse,
épaisse, calleuse, plate et fort tendue, qui s'étendait sur les régions
des os du front, du sinciput, de l'occiput et des tempes. Le cuir
chevelu était comme refoulé aux limites de la cicatrice, et était
comme attiré en dedans. Les os présentaient en partie sous les bords
de la cicatrice, en partie sous le cuir chevelu, de nombreuses saillies
et bosselures, et en arrière deux saillies en forme de crochets ressemblant aux cornes d'un bonnet de fou. Au pourtour de la cicatrice, la
peau était très lâchement unie avec les os, qui présentaient des aspéri-
tés et une riche vascularisation. La cicatrice même pouvait être séparée
en deux lames intimement unies à la dure-mère; elles contenaient un
grand nombre de fragments osseux, allongés, aplatis. La dure-mère
était appliquée et tendue au-dessous des pertes osseuses, et ne ré-
pondait en aucune façon à la voussure normale du cerveau.

Le sinus longitudinal était intact, le cerveau déprimé supérieu-
rement, les circonvolutions aplaties, petites, contenaient peu de
sang; la substance cérébrale elle-même était jaunâtre, très tenace,
et sa consistance ressemblait presque à du cuir. Les ventricules
contenaient beaucoup de sérosité. Plexus choroïdes intacts, glande
pinéale volumineuse et très résistante, épendyme résistant. Base du
cerveau normale. Moelle allongée et moelle épinière relativement
molles, et un peu œdémateuses. Quelques lamelles tendineuses
dans l'arachnoïde spinale; entre les troisième et sixième vertèbres
cervicales, la dure-mère présentait trois fois son épaisseur normale;
elle adhérait aux corps des vertèbres par un tissu conjonctif abondant et résistant. Le cou est complétement roide, même après la
section de tous les muscles. Sur les bords des cartilages vertébraux,
on remarque des exostoses qui dépassent le cartilage; on en

trouve de semblables au niveau du canal vertébral ; après leur
section seulement, le cou redevient mobile.

On ne trouve pas ici une explication complète des
derniers phénomènes morbides. Nous voyons que des accidents purement nerveux, comme la rigidité de la nuque
et la paralysie des bras, sont produits par les exostoses des vertèbres verticales. Faut-il attribuer la production de ces dernières à l'emploi exagéré de l'hydrothérapie ou à la maladie spécifique ? Le doute est permis
dans ces circonstances. La sclérose limitée et l'aplatissement du cerveau, l'hydrocéphalie très modérée, paraissent n'avoir manifesté leur influence qu'en dernier lieu.

Dans d'autres cas, on a observé des complications
bien autrement graves. Mediavia (1) parle d'une femme
qui avait été affectée de convulsions épileptiformes
à la suite d'une péricrânite gommeuse et qui était
morte dans le coma. A l'autopsie, il trouva, au-
dessous des parties crâniennes détruites, une induration de la substance cérébrale qui avait une consistance comparable à celle du foie, et dans l'autre
hémisphère existait une cavité contenant un liquide
d'apparence purulente. D'autres observateurs ont constaté le développement d'abcès du cerveau après
la carie des os du crâne. On trouve dans Lallemand (2) les descriptions très exactes de Guérin et de
Desgaultières, dont la dernière surtout est remarquable
en ce qu'à la périphérie de l'abcès se trouvaient plu-

(1) Morgagni, epist. IX, art. 23.
(2) *Loc. cit.*, I, p. 391 ; II, p. 11.

sieurs granulations tuberculeuses. Il décrit, en outre
(t. III, p. 1), une observation qui lui est propre. C'est
une personne qui présentait en même temps une carie
des os du crâne et des abcès dans le cerveau, les poumons, le foie et les paupières. Ces abcès avaient une coloration ictérique. Buchanan (1) a vu un abcès du cerveau
après la carie syphilitique du rocher. Dans le fait, nous
ne voyons ici rien de spécifique, puisque toute espèce
de carie peut provoquer des accidents analogues; il est
toutefois important de mentionner cette forme, parce
que Lebert (2) conteste à la syphilis une influence quel-
conque sur la production des abcès du cerveau.

L'altération la plus difficile à étudier, mais aussi la
plus importante est encore la tumeur gommeuse du cerveau. Il est, en effet, très difficile de distinguer le tubercule spécifique d'avec le tubercule ordinaire du cerveau.
Lallemand (3) a réuni plusieurs cas de ce genre qui ont
été décrits par Ballonius, Prost, Bayle et Kergaradec,
Ward et Tacheron. Les deux derniers sont peu concluants; nous acceptons les autres, surtout ceux de
Bayle et de Kergaradec. Dans ces derniers on trouvait,
outre les tumeurs déjà mentionnées de la dure-mère,
plusieurs tubérosités dans la substance cérébrale; elles
étaient d'une dureté cartilagineuse, adhérant les unes aux
autres, lisses, brillantes et ne paraissaient pas fibreuses
à la coupe. Cullerier et Ricord (4) ont vu un exemple

(1) *Transactions of the pathol. Soc. of London*, vol. VIII, p. 8.
(2) *Archiv fur pathol. Anatomie*, X, p. 391.
(3) *Loc. cit.*, p. 21-38.
(4) *Cliniq. iconog.*, explication de la planche XXX, p. 2.

de gomme du cerveau et l'ont présenté à l'Académie. Gildemeester et Hoyack (1) ont trouvé dans le lobe antérieur un noyau tuberculiforme consistant en une exsudation amorphe, hyaline, solide, transformée en partie en tissu conjonctif. N. Friedreich (2) donne la description d'une tumeur du lobe moyen formée par un tissu brun-rouge, ferme et calleux, qui reposait sur une exostose de l'aile du sphénoïde. Le malade avait été antérieurement syphilitique et amaurotique ; mais il avait été guéri par les préparations mercurielles et iodées.

Gjör mentionne un cas de tumeur syphilitique du cerveau (3), un deuxième de Nélaton (4) et deux autres d'Yvaren (5), cas dans lesquels les tumeurs furent compliquées de carie du crâne et d'exostoses internes. Bedel (6) décrit un cas observé dans le service de Beau, où, chez une femme de trente-huit ans, après une hémicrànie de longue durée, il se déclara tout à coup une amaurose. Malheureusement il y a ici absence d'antécédents, et la seule preuve à l'appui de la nature syphilitique de la tumeur repose sur le soulagement temporaire obtenu par l'usage de l'iode. Nous ne pouvons que partager les doutes qui furent exprimés au

(1) *Op. cit.*, n° 25.

(2) *Beitraeye zur Lehre von den Geschwulsten in der Schaedelhoehle.* Wurzburg, 1853, p. 42.

(3) *Op. cit.*, p. 843, et *Dansk Ugesckrift for Loeger.*

(4) *Gazette des hôpitaux*, 1854, n° 148.

(5) *Des métamorphoses de la syphilis.* Paris, 1854.

(6) *Loc. cit.*, p. 14.

sein de la Société anatomique sur la valeur de ce cas. Il se rapproche de celui que Lebert a observé dans le service de Laveran et qu'il a décrit et figuré (1). Ce dernier cas a été à la Société d'émulation l'objet de notables discussions. Et pourtant il est beaucoup plus probable que ce cas soit une affection syphilitique que toute autre maladie; en effet, des cicatrices de bubons et d'ulcérations, des taches spéciales de pigment existaient au front et aux mains. Il n'est pas certain que le cas plus ancien de Himly (2) puisse trouver sa place à côté des précédents. Chez un cordonnier de vingt-quatre ans, qui, avant d'être atteint de syphilis, avait perdu l'ouïe et la vue du côté gauche, il trouva une grosse exostose au pariétal gauche, ainsi qu'une tumeur de la grosseur d'un œuf de poule à la base du crâne.

Je n'ai eu, dans ces dernières années, qu'une fois l'occasion de suivre un cas dans lequel, vraisemblablement, la tumeur était d'origine syphilitique. Il a une grande ressemblance avec une observation tirée de la clinique d'Oppolzer et décrite par Dittrich (3).

OBSERVATION X. — *Syphilis secondaire, puis apparition de douleurs rhumatismales, cécité brusque.* — *Guérison à la suite d'un traitement mercuriel.* — *Nouveaux phénomènes morbides, avec blépharoptosis, etc.* — *Mort.* — *Tumeurs au pont de Varole, près des moteurs oculaires communs; tumeurs plus petites dans d'autres parties du cerveau.* — *Kyste séreux de la glande*

___

(1) *Traité d'anat. pathol.*, II, p. 127, pl. CII, fig. 12-18.

(2) *De exostosi cranii rariore.* Gotting., 1832, cité par Bruns, *Op. cit.*, p. 536.

(3) *Prayer Vierteljahrschrift*, 1845, vol. IV, pag. 97.

*pinéale. — Ramollissement du thalamus. — Quelques tuber-
cules caséeux dans les poumons. — Ancienne périmétrite.*

Émilie Hildachs, vingt-deux ans, ouvrière, fut reçue le 3 octobre 1849, service des syphilitiques de la Charité de Berlin. L'observation prise à cette époque porte : *Urethritis, fluor vaginalis et
uterinus gelatinosus, portio erosa,* exanthème papulo-tuberculeux
et condyloma lata (plaques muqueuses) à la petite lèvre gauche.
Du 4 octobre jusqu'au 20 novembre, elle prit du baume de copahu,
et fut traitée localement par la cautérisation avec le nitrate d'argent. Du 29 novembre jusqu'au 28 décembre, elle prit le proto-
iodure de mercure, 4 grains divisés en 20 pilules, 2 matin et soir, ar-
riva progressivement à 10 pilules, et revint au point de départ en
suivant des doses décroissantes ; ses condylômes furent traités par
les moyens externes conseillés par Ricord.

Du 28 décembre au 20 janvier, proto-iodure de mercure
(1 drachme pour 60 pilules, 2 matin et soir) et teinture d'iode sur
l'exanthème. Du 29 novembre au 20 janvier, elle but en même temps
de la décoction de salsepareille, on la fit transpirer, et on lui donna
de plus, le 20 janvier, de l'iodure de potassium à l'intérieur. Elle
quitta l'hôpital le jour suivant, considérée comme guérie.

Le 17 octobre 1856, c'est-à-dire sept ans après sa première entrée à l'hôpital, elle revint à la Charité, et fut reçue dans le service de M. Quinke. Trois semaines avant son entrée, elle fut prise
de douleurs très vives et déchirantes dans le front, le nez et les
joues, de douleurs lancinantes dans le globe de l'œil gauche. Il lui
semblait que l'œil allait sortir de sa cavité. Quelques jours après, en
se réveillant, elle n'y vit plus de son œil gauche. Les douleurs per-
sistèrent, mais elles se concentrèrent sur la région sourcilière droite.
Deux jours après, elle n'y voyait plus de l'œil droit.

Le jour de sa réception, on constate une cécité complète à gauche. La lumière impressionne faiblement l'œil droit. Les pupilles
sont dilatées et sont peu contractiles ; il n'y a pas d'autre anomalie
dans les yeux. Ils présentent des phénomènes lumineux subjectifs ;
l'urine est normale. Ménostasie (infusion de séné composé, frictions

avec la pommade au précipité blanc (5 grains pour 2 drachmes de pommade; frictions au front et aux tempes, matin et soir, avec gros comme une fève d'extrait de belladone [10 grains]).

Le 18 octobre, calomel, 2 grains, toutes les deux heures; 10 sangsues, frictions avec l'onguent gris sur les parties supérieures des cuisses. Le 19, frictions sur la partie inférieure. A la suite du traitement, l'haleine devient promptement fétide; salivation. Le 20, on prescrivit du chlorate de potasse, un purgatif au sulfate de soude et un bain de pieds à l'eau régale. Le 26, cessation des douleurs. Le 28, on prescrivit de nouveau : calomel, 1 grain, toutes les heures, et des frictions avec l'onguent gris sur la partie supérieure des cuisses.

Le 1er novembre, je pris le service de la division. Il n'y avait aucun changement dans la faculté visuelle ; les douleurs qui, dans les derniers temps, s'étaient limitées davantage à la région temporale droite, étaient au contraire plus modérées. L'examen ophthalmoscopique n'amena aucun résultat. Il n'y avait nulle part de troubles de la sensibilité ou de la mobilité. Le sommeil et l'activité intellectuelle étaient normaux. Du reste, on ne connaissait rien alors des antécédents syphilitiques, et la ménostasie seule semblait un signe important. Je m'abstins de toute médication, et prescrivis seulement pour l'époque où la menstruation devait survenir, des bains de pieds excitants et des ventouses à la partie supérieure des cuisses. Cette médication eut le résultat souhaité. Les règles reparurent, et simultanément la vision commença à s'améliorer. La malade put bien distinguer le doigt, reconnaître les personnes, enfin lire la grosse écriture, et le 25 novembre elle obtint sa sortie sur ses instances réitérées.

Le 22 avril de l'année suivante, elle revint dans un état extrêmement grave.

Pendant cinq mois, elle n'eut, d'après son dire, d'autre maladie qu'une toux légère; mais elle se trouvait dans une situation très précaire. Depuis Noël, elle n'a pas vu ses règles.

Le 18 avril, elle avait été saisie tout à coup d'un frisson violent, qui dura longtemps et parcourut tout son corps; il fut suivi de cha-

leur à la tête et de grande soif. Sans qu'il survînt d'autres symptômes, cet état persiste, le sommeil était troublé, les selles lentes,
l'appétit faible ; elle vomissait souvent ce qu'elle prenait. Lorsqu'elle
vint à la Charité, elle était très affaiblie ; grand amaigrissement,
peau terreuse, froid continuel, refroidissement de toute la surface
du corps, même de la tête ; mais nulle trace de souffrances d'un
organe en particulier ; elle avait parfaitement recouvré la vue,
72 pulsations, langue bonne, ventre souple et indolore ; l'examen
de la poitrine ne dénote qu'un peu de catarrhe (solution de bicar-
bonate de soude (drach. ij) unc. vjc. aq. amygd. amar. dr. ij.).
Les douleurs d'estomac s'étant produites à la suite du traitement,
on donne la solution à saturation.

Le 24, je fis la remarque que la pupille droite était un peu plus
dilatée que la gauche, bien que la malade vît aussi bien des deux
yeux. 64 pulsations. Température : 30°,5 R. Persistance des frissons. Un bain chaud ne procure ni sentiment de chaleur, ni sueurs.
L'appétit manque toujours, mauvaise digestion, affaiblissement sensible des forces, douleurs parcourant divers points du corps (ali-
mentation choisie, infusion du quinquina additionné d'acide sulfurique ; le 26, carbonate de fer, avec asa fœtida).

Le 27, douleurs de tête, qui deviennent violentes et persistantes ;
les applications froides n'étant pas supportées, on lui fait des fomentations avec de l'infusion d'arnica et de camomille. Le 29, un
peu de diminution dans les douleurs, mais vomissements et ptosis
de la paupière droite, avec un peu d'affaiblissement de la vue de ce
côté. On applique sans résultat quatre sangsues derrière l'oreille
droite et deux derrière la gauche ; le 30, on donne, toutes les trois
heures, une cuillerée à soupe d'une solution d'iodure de potassium
(dr. j), unc. vj. Les frissons cessent bientôt, et sont remplacés par
une chaleur continuelle, les douleurs de tête augmentent, on applique de nouveau pour les combattre deux sangsues derrière chaque
oreille. Au bout de très peu de temps se produit un état apathique,
presque comateux, dont on peut toutefois la tirer facilement en lui
parlant ; elle assure à chaque reprise qu'elle se porte bien. Le pouls

devient petit et lent, la langue sèche et fendillée ; il s'établit une tendance à la diarrhée, la peau devient froide de nouveau (infusion d'arnica, avec acide chlorhydrique).

Le 18 mai, nuit très agitée, la malade renverse son lit et cherche à se lever. Selle involontaire.

Le matin, apathie complète, ptosis des deux paupières, dilatation de la pupille droite, la sensibilité est partout conservée, à l'exception de la perte de l'odorat. La malade ne prend plus que très peu de nourriture, refuse tout à fait les médicaments, boit seulement très volontiers du vin rouge. Vers la fin du mois, elle devient un peu plus tranquille, mais il s'établit une constipation très opiniâtre, dont on triomphe parfois avec des lavements excitants. Dans le mois de juin, le coma devient de plus en plus prononcé, on ne peut l'éveiller que momentanément ; les yeux restent continuellement fermés, toutefois la faculté visuelle persiste. Légers symptômes de paralysie dans la moitié droite de la face, mais rien de semblable aux extrémités. Enfin décubitus et mort le 20 juin.

Autopsie. — Amaigrissement et pâleur, pas de rigidité cadavérique, glandes mammaires développées.

Crâne très mince, léger, lisse et bien conformé. Dans le sinus longitudinal un peu de sang couenneux, dure-mère mince, du reste normale, pie-mère très œdémateuse, veines modérément pleines. Circonvolutions cérébrales volumineuses. A la base, en arrière du bulbe olfactif, adhérences résistantes et très vasculaires du lobe antérieur avec la dure-mère. Dilatation modérée des ventricules, qui contiennent une sérosité claire. Épendyme médiocrement résistant. Corps striés et thalamus normaux. Substance grise assez épaisse et pâle ; substance blanche un peu molle. Adhérences principales au niveau du chiasma des nerfs optiques. On trouve ici, du côté de la selle turcique, une substance dense, d'un gris clair, gélatineuse, transparente, traversée par les oculomoteurs, pendant que les trijumeaux et les pathétiques passent au devant. A la place de l'oculomoteur droit, on trouve une masse épaisse gélatineuse, un peu rougeâtre, calleuse, tandis qu'à gauche le nerf avant son entrée dans la tumeur, est tuméfié et comme infiltré d'un tissu rougeâtre, transparent. L'hypophyse est assez grosse, et sa surface présente çà et là quelques saillies d'apparence caséeuse, jaune verdâtre, qui sont disséminées dans un tissu jaune grisâtre.

Une tumeur principale est située au niveau du sinus caverneux droit. Toutefois l'os est sain. Les nerfs optiques paraissent un peu tuméfiés, mais ils présentent à la coupe un aspect normal. Les nerfs olfactifs se perdent tout à fait dans un tissu pathologique de nouvelle formation. La carotide gauche présente des parois épaisses. Le développement le plus prononcé de la tumeur se trouve entre les deux moteurs oculaires communs, et s'étend de là sur les parties moyenne et antérieure du pont de Varole ; à la périphérie de l'artère basilaire, on voit des néoplasies très volumineuses. Le pont lui-même est tuméfié, augmenté dans tous ses diamètres, son épaisseur est d'un huitième de pouce, sa largeur, d'un pouce cinq huitièmes ; sa partie la plus antérieure est transformée en une substance d'un gris jaunâtre, gélatineuse, transparente, dans laquelle on remarque à la coupe une série de noyaux caséeux réunis par groupes. Le cervelet est presque normal ; par contre, au point d'émergence du moteur oculaire commun et des pédoncules cérébraux (du reste normaux) s'accumule une masse de nouvelle formation très dense et volumineuse. La glande pinéale est très augmentée de volume, et transformée en une vésicule d'un pouce un tiers de diamètre, qui comprime et aplatit un peu la surface des tubercules quadrijumeaux.

La commissure molle fait défaut. Les thalami, inférieurement et latéralement, surtout à droite, sont ramollis dans une grande étendue et ont un aspect pâle, anémique. Enfin on trouve dans une des circonvolutions, à la périphérie de l'hémisphère droit, un tubercule de la grosseur d'un pois ; il est caséeux au centre. On en trouve un semblable dans l'hémisphère gauche, vers la grande scissure longitudinale.

Il y a peu de sérosité dans le péricarde ; le cœur est petit, à parois assez minces ; le sang présente des caillots mous, avec une couenne gélatineuse et beaucoup de sérosité. Le poumon gauche est entièrement adhérent ; il contient peu de pigment, le sommet est sain ; à la partie antérieure du lobe supérieur, se trouve un tubercule caséeux, de la grosseur d'un noyau de cerise, ramolli au centre. Le poumon droit présente aussi de nombreuses adhérences, son tissu est pâle et sec ; les bronches sont remplies d'un mucus épais, purulent ; au milieu du lobe supérieur est un petit tubercule caséeux de la grosseur d'une cerise ; un peu plus loin, on en trouve un deuxième ; un peu au-dessous du sommet et en arrière, on remarque une infiltration gélatineuse.

Le foie est à peu près normal, modérément hyperémié, la périphérie des acini est un peu pâle, la vésicule du fiel est développée et remplie d'une bile épaisse, d'un jaune verdâtre. La rate est complétement adhérente au diaphragme ; elle a un volume moyen ; elle mesure quatre pouces et demi de long, deux pouces cinq huitièmes de large, et un pouce trois huitièmes d'épaisseur. La pulpe contient beaucoup de sang et est ramollie; les follicules sont nombreux, gris et petits. Les capsules surrénales sont petites, mais normales. Les reins sont également petits, denses ; ils contiennent assez de sang, il y a beaucoup de sérosité catarrhale dans les bassinets. Dans la vessie se trouve un peu d'urine fétide d'un aspect légèrement sanguinolent. Les replis de la muqueuse présentaient une rougeur ecchymotique; la muqueuse est du reste épaissie, et ses glandes tuméfiées.

Liquide bilieux dans l'estomac et le duodénum, dont la muqueuse est normale. Dans l'iléum, il y a une forte tuméfaction des glandes solitaires et un soulèvement manifeste des glandes de Peyer.

Quelques glandes solitaires atteignent la grosseur d'une tête d'épingle et d'un petit grain de millet. Petite tache ecchymotique dans le cœcum. Ganglions mésentériques en partie tuméfiés, transformés en une matière blanchâtre, un peu compacte, qui n'est pourtant pas caséeuse. Muqueuse vaginale épaisse. Portion vaginale du col hyperémiée. Utérus dans l'antéflexion ; muqueuse pâle, mais normale. Les deux ovaires, les trompes et les ligaments latéraux sont soudés ensemble; les premiers sont modérément tuméfiés; le droit est transformé en un kyste dépassant le volume d'une noix.

J'avoue que, même au moment de l'autopsie, je n'ai pas pensé dans ce cas à une affection syphilitique.

On ignorait, d'une part, que, sept ans auparavant, il y avait eu une affection syphilitique, laquelle, en outre, semblait être entièrement guérie ; aucun symptôme ne venait la révéler ; d'un autre côté, on ne pouvait rien conclure de l'amaurose double, dont la marche avait d'abord été si défavorable. Il était donc difficile de savoir si l'amélioration datait du retour des règles ou du commencement du traitement mercuriel. L'amélioration de la vue, coïncidant avec le retour du flux menstruel, tendait à diriger les recherches étiologiques contre ces troubles de la menstruation ; enfin les signes plus favorables se montrèrent huit jours après que le traitement mercuriel avait cessé, et nul symptôme ne venait révéler la présence persistante d'une tumeur du crâne. Je ne songeai à la possibilité de cette dernière lésion qu'après la nouvelle recrudescence de la maladie, lorsque la céphalalgie et la chute des paupières se montrèrent. Il y avait en même temps un catarrhe pulmonaire persistant et multiple régulièrement limité ; le tube digestif était très irritable. Je supposai, en conséquence que la tumeur était de nature tuberculeuse, et le peu d'efficacité du traitement par l'iodure de potassium vint me confirmer dans ma supposition. L'autopsie elle-même semblait corroborer mon diagnostic.

Mais il n'en est plus ainsi quand on embrasse d'un seul coup d'œil toute l'histoire de la malade, dont je pus retrouver l'observation dans les archives de l'hôpital. La jeune fille avait eu des accidents syphilitiques secondaires, et elle avait été guérie par le mercure. Sept ans plus tard, sans causes appréciables, on voit se développer des symptômes qui, d'après le résultat final, étaient indubitablement causés par le développement de la tumeur siégeant à la base du cerveau. La ménostase, le retour des règles, ne sont que des accidents accessoires accompagnant une lésion plus générale. Après un arrêt de quatre mois, la tumeur recommence à s'accroître; de nouveaux désordres reparaissent du côté des nerfs crâniens, la mort arrive enfin, et, outre la tumeur principale de la base du cerveau, on trouve encore deux autres tumeurs tuberculiformes, qui sont enclavées dans la couche corticale. Toutes ces tumeurs sont situées superficiellement, en partie dans la pie-mère, en partie dans la substance grise, qu'elles pénètrent plus ou moins profondément; elles ont un volume assez considérable; elles sont formées en grande partie par une substance homogène, non granuleuse, gélatineuse, transparente, d'un gris clair, médiocrement vasculaire. A l'intérieur de ces tumeurs on trouve des indurations graisseuses et caséeuses en si petite quantité, qu'elles diffèrent notablement en cela du tubercule isolé caséeux, qui est dur jusqu'à sa périphérie. Nulle part on ne rencontre de tubercules vrais récents ou franchement caractérisés. Les poumons contiennent deux points caséeux, éloignés l'un de l'autre, d'un volume moyen, et qui diffèrent autant par leur situation que par leur conformation des formes habituelles du tubercule.

N'attachant à cette époque que peu d'importance à cette observation, je n'ai pas fait des recherches micrographiques assez minutieuses. Ce serait certainement, il faut l'avouer, une tuberculisation bien étrange, celle qu'un traitement altérant, qu'une médication mercurielle ferait disparaître, huit mois après le début de la maladie. Comment, les symptômes s'aggravent tout d'un coup, il y a recrudescence de l'affection, et il n'est pas un seul organe qui contienne d'éruption tuberculeuse récente! Dans tous les cas, si nos déductions soulèvent quelque doute, nous engageons à l'avenir les observateurs à se tenir pour avertis, et à scruter minutieusement tous les exemples qui leur présenteront de l'analogie avec notre observation.

CHAPITRE VIII.

AFFECTIONS SYPHILITIQUES DE L'IRIS.

L'organe interne dont les altérations récentes sont le plus directement soumises à l'observation immédiate, l'iris (et l'on peut y joindre la choroïde, depuis la découverte de l'ophthalmoscope), est aussi celui dont les altérations syphilitiques sont les moins connues, au point de vue de l'anatomie pathologique. Deux raisons rendent compte de ce fait : d'abord il est rare de trouver sur le cadavre une iritis syphilitique récente; ensuite il est difficile d'enlever un œil à un cadavre sans soulever l'opposition des parents ou amis du défunt.

Les travaux récents de l'ophthalmologie (et ceci est important pour notre sujet) tendent à démontrer qu'il n'existe pas de forme d'iritis spéciale à la syphilis; que cette diathèse peut être accompagnée de toutes les formes d'iritis.

Ici, comme pour le testicule, nous admettrons des formes superficielles et des formes profondes. Les premières (*peri-iritis*, *iritis serosa*) occasionnent les synéchies, les atrésies, les dépôts que chacun connaît, et qu'on trouve si souvent sur le cadavre.

Les affections profondes de l'iris (*iritis parenchymatosa*) amènent des cicatrices, des rétractions, des épaississements, des changements de couleur; ces altérations ressemblent à celles que nous avons étudiées dans le foie et le testicule, et qui sont consécutives à la forme simple de l'induration de ces glandes.

Existe-t-il une iritis gommeuse?

Personne, que je sache, n'a répondu à cette question. Et pourtant, quel autre nom donner à ces excroissances tuberculiformes dont le développement est si rapide, à ces formations pathologiques désignées sous le nom d'exsudations, d'épanchements iridiens? En examinant ces productions avec soin, on voit nettement sur l'œil vivant que la masse morbide semble faire saillie et se développer dans l'intérieur du tissu de l'iris, où elle a pris naissance, et venir, pour ainsi dire, éclore à l'extérieur. C'est d'abord une tuméfaction du parenchyme décoloré en ce point; peu à peu cette tumeur, recouverte et traversée par les vaisseaux iridiens, fait saillie en avant; elle a un aspect spécial; elle est blanchâtre et comme médullaire : ces caractères la distinguent de l'exsudation fibrineuse, comme de l'abcès ; ils annoncent évidemment sa structure cellulaire, et sont l'indication que cette production est le résultat d'une prolifération, et non d'une exsudation. Cette altération répond, il me semble, à la période d'évolution de la gomme récente, que j'ai décrite dans la dure-mère et au pourtour du tubercule caséeux du testicule, et que Lebert a observée dans le cœur. Quand, sous l'influence d'une médication énergique, on voit la tumeur iridienne diminuer, on peut remarquer qu'elle se ratatine, rentre au milieu du tissu, comme elle en était sortie, se conduisant exactement comme une excroissance, une verrue, un condylome, mais non pas comme un épanchement.

On se demande si, dans l'iritis, cette masse, au lieu de revenir lentement sur elle-même, peut subir la transformation précédemment décrite à propos du tubercule graisseux et caséeux. Les descriptions que Stellwag de Carion (1) donne des résidus de l'iritis caractérisée par la production de cellules semblent donner quelque vraisemblance à cette dernière supposition ; mais elles ne permettent pas de porter un jugement décisif, car les métamorphoses graisseuses sont assez communes dans l'iritis chronique qui n'a pas été précédée de syphilis. Il faut aussi se rappeler la délicatesse de l'iris ; il semble difficile que cet organe produise des couches sclérotisées qui entourent et enferment les masses caséeuses ; enfin, il faut tenir compte du traitement énergique qu'on oppose à l'iritis, dès son début. Toutes ces considérations font hésiter dans

(1) *Ophthalmologie.* Erlangen, 1855, t. II, p. 293.

le jugement à porter sur ces modes de terminaison de l'iritis, modes qui d'ailleurs sont relativement rares dans les altérations syphilitiques des organes internes, dont nous ne pouvons le plus souvent suivre la marche.

On a souvent agité la question de savoir si l'iritis est causée par le mercure ou par la syphilis (1).

Les défenseurs du mercure conviennent que ce n'est pas le mercure seul, mais le mercure et la syphilis, accompagnés de vice rhumatismal, qui causent l'iritis; le mercure ne ferait que prédisposer à cette affection. Il est remarquable, du reste, que l'iritis syphilitique guérisse si bien, quand on lui oppose un traitement mercuriel énergique; il serait donc difficile d'attribuer la maladie à une hydrargyrose antérieure. J'ai guéri en quatorze jours, par le mercure à doses énergiques, des sujets qui présentaient une altération de l'iris, avec production de tubercules mous (forme gommeuse).

L'iritis doit-elle être classée parmi les accidents secondaires, ou parmi les accidents tertiaires? Mon opinion est celle de presque tous les observateurs : je pense que l'iritis se montre régulièrement à côté des symptômes secondaires (condylomes et syphilides de la peau); j'ai même vu, et j'insiste sur ce point, la forme tuberculeuse dans ces conditions. On pourrait encore se demander s'il n'y a pas une iritis spéciale à la troisième période de la syphilis; si l'iritis secondaire répond anatomiquement à l'ostéite, à l'orchite, à la myocardite tertiaires.

(1) Voy. Stellwag, p. 262, 478.

CHAPITRE IX.

AFFECTIONS SYPHILITIQUES DU LARYNX, DES BRONCHES ET DES POUMONS, DU THYMUS ET DE L'APPAREIL AUDITIF.

Le larynx est la partie des voies respiratoires (après le nez et le pharynx) qui est le plus souvent soumise aux altérations produites par la diathèse syphilitique, et qui présente les lésions les plus importantes. Il y a peu à dire sur le début de l'affection ; ordinairement on ne peut observer que d'anciennes ulcérations ou des cicatrices.

J'ai décrit plus haut un cas de destruction partielle de l'épiglotte, après une syphilis pharyngienne. Les choses ne se passent pas_habituellement ainsi. Quand le mal dépasse le pharynx, il attaque plutôt la base de la langue que le larynx proprement dit. Dans le plus grand nombre des cas, l'affection est localisée au la-rynx.

Il faut bien séparer la raucité syphilitique (*raucedo syphilitica*), la suite d'un simple catarrhe laryngé chro-nique, de la laryngite syphilitique vraiment ulcéreuse. Sur ce point, mes observations cliniques concordent entièrement avec mes recherches anatomiques.

Dans des cas de syphilis avancée, on voit l'affection atteindre toute la face interne de l'épiglotte, les liga-ments aryténo-épiglottiques, les cordes vocales et la portion inférieure du larynx ; on trouve habituellement en même temps une périchondrite laryngée, et l'on observe ces nécroses dont Ricord (1) a représenté un exemple, peu intéressant du reste pour la syphilis laryngée. Rheiner a donné (2) une très bonne description d'un cas qui est très caractéristique.

Ici encore il me semble que le point caractéristique de l'affection est, comme je le disais à propos des cicatrices osseuses, une certaine improductivité dans le travail de cicatrisation, formant un contraste frappant avec la prolifération abondante autour de l'ulcération. La masse cicatricielle est extrêmement épaisse, dure, calleuse; elle se rétracte fortement et cause souvent le rétrécissement du larynx. Sur les bords, on voit s'élever des proliférations papillaires; elles sont serrées et soulevées par une masse cicatricielle; elles ont l'aspect de trabécules ou de tampons lisses, blanchâtres, épais, et sont constituées par un tissu conjonctif épais, sclérotisé, d'aspect cartilagineux. Quand la base de la langue est prise, on remarque des dépressions profondes et radiées de la surface linguale, tout comme on l'a observé dans l'hépatite et l'orchite interstitielle.

Les lésions syphilitiques des voies respiratoires deviennent de plus en plus problématiques, à mesure qu'on descend vers les bronches. Je crois pourtant avoir vu ces dernières être affectées de la même manière.

Je vais en exposer l'observation complète, car il me semble important d'attirer l'attention sur cette lésion. Dittrich donne un cas à peu près semblable dans son

(1) *Clinique iconographique*, pl. XXX, fig. 1.
(2) *Archiv für path. Anatom.*, vol. V, p. 577.

résumé des autopsies de Prague (1). C'est « une blen-
norrhagie pulmonaire, avec dilatation partielle des
bronches. Ulcérations d'un aspect particulier dans les
voies respiratoires. Au-dessus de la bifurcation des
bronches, ulcérations profondes d'un pouce de diamètre, recouvertes d'une exsudation purulente; le tissu
sous-muqueux environnant et la paroi de la bronche
droite sont épaissis et lardacés. »

OBSERVATION XI. — *Sténose syphilitique du larynx avec destruction partielle du cartilage cricoïde et granulations fon-
gueuses au fond de la plaie. — Cicatrices de la trachée et des
bronches avec rétrécissement.—Ectasie des bronches avec induration du poumon. — Tuméfaction médullaire des ganglions
jugulaires et bronchiques. — Cicatrice du vagin et excoriation du col utérin.*

Marguerite Rudloff, de Pottenstein, âgée de quarante-deux ans,
entra à l'hôpital Julius, de Würzburg, pour un rétrécissement syphilitique du larynx, et y mourut assez rapidement avec les signes
d'un spasme laryngé, le 20 janvier 1854.

Autopsie. — Corps vigoureux, muscles bien colorés, tissu cellulaire interstitiel très sec et résistant. Les ganglions jugulaires du
côté gauche sont tuméfiés, pâles, d'un gris clair; les ganglions profonds sont plus translucides que les superficiels; les vaisseaux lymphatiques sont dilatés. La carotide est élargie, ainsi que ses branches ; la membrane interne est épaissie, et en certains points
elle a subi la dégénérescence graisseuse. Le nerf vague est pâle,
la langue courte et épaisse; les follicules sont très volumineux.
L'épiglotte, les ligaments et le pharynx ne présentent rien de particulier. — A partir des cartilages aryténoïdes, on remarque une
tuméfaction œdémateuse. — La muqueuse de la trachée est épaissie, plissée, rouge. — Près du cartilage cricoïde est un rétrécisse-

(1) *Prager Viertelj.*, 1849, vol. I, p. 26.

ment si considérable, qu'on peut à peine y introduire l'extrémité du petit doigt. — On remarque au côté gauche du larynx une ulcération profonde qui commence à l'insertion postérieure de la corde vocale, s'étend en bas, occupant l'espace d'un pouce et demi, et ayant à la hauteur du cartilage cricoïde un diamètre transverse d'un demi-pouce. — Les bords de l'ulcération, qui se termine en en haut et en bas en pointe aiguë, sont à pic, comme taillés à l'emporte-pièce, calleux en haut et en arrière, un peu tuméfiés en bas. Au fond de l'ulcération, près du cartilage cricoïde, se trouve une granulation lobulée, mollasse, ayant une forme circulaire, 3/8 de pouce de diamètre, et dont la surface est pourvue d'un certain nombre de vaisseaux. Elle est recouverte d'une masse purulente que l'on peut faire sortir de l'intérieur de la tumeur. La granulation ayant été divisée, on voit qu'elle recouvre une cavité assez considérable, contenant les débris du cartilage cricoïde. Ces derniers sont jaunes et ont en quelques points l'aspect ramolli ; les bords du cartilage perforé sont comme stratifiés ; quelques parties sont pétrifiées.

Plus en dehors, ossification étendue des cartilages cricoïde et thyroïde.

Les parois de la cavité sont lisses, blanchâtres, résistantes ; en dehors on trouve un tissu conjonctif épais, tendineux, cicatriciel, qui s'étend de la cavité jusqu'à la glande thyroïde. C'est en ce point que se trouve le rétrécissement du larynx.

Les poumons insufflés ; à gauche, ont perdu de leur élasticité.

Les ganglions bronchiques sont, à droite, tuméfiés et adhérents ; à la coupe, ils présentent une injection fraîche, une consistance molle et une couleur blanc rougeâtre. La bronche droite est notablement rétrécie à l'endroit de la bifurcation et au-dessus ; à la coupe, sa forme est triangulaire ; son diamètre est d'un quart de pouce, tandis que la bronche gauche a un demi-pouce. Cette dernière présente, tout près de la bifurcation, un rétrécissement plus considérable, mais n'ayant qu'un huitième de pouce d'étendue ; la bronche adhère en ce point avec l'œsophage, normal du reste, au moyen d'un tissu épais et tendineux.

Les viscères, ayant été enlevés, sont examinés à part. La mu-

queuse de la trachée est rouge et fortement plissée ; on remarque
à un des anneaux inférieurs de la trachée une cicatrice considérable, blanchâtre, radiée, avec rétrécissement du conduit aérien ;
immédiatement au-dessous se remarque une dilatation. A la paroi
postérieure se trouve une excroissance de la muqueuse aplatie, du
volume d'une lentille. A droite, la bronche est épaissie et rétrécie
jusqu'à ses rameaux suivants, qui y participent dans une petite
étendue ; au-dessous, la muqueuse est rouge et les bronches dilatées. Dans le lobe inférieur du poumon, qui est normal du reste,
se trouvent quelques ectasies bronchiques plus considérables. En
ces points, les bronches sont remplies d'un mucus abondant ; le
tissu qui les entoure est épaissi, et cette altération se continue jusqu'à la plèvre.

Le lobe droit du foie est augmenté de volume, la capsule est
épaissie ; le tissu hépatique est hypérémié, atrophié autour de la
vésicule du fiel. Les conduits biliaires sont gorgés. La rate est plus
volumineuse que d'habitude ; elle est molle, contient peu de sang ;
son enveloppe séreuse est épaissie, ses follicules sont peu nombreux. Les reins sont à peu près normaux ; ils contiennent quelques
kystes ; les papilles sont infiltrées. Catarrhe de l'estomac et de l'intestin grêle.

Les ovaires sont très volumineux ; le plexus pampiniforme est
gorgé de sang. Quelques petits kystes au ligament large. Réclinai-
son de l'utérus, normal du reste. Le col, dont l'orifice externe est
très dilaté, présente une large excoriation, avec des vaisseaux dilatés. Petites taches rougeâtres, très vasculaires, à la paroi supérieure
du vagin ; cicatrice longitudinale, calleuse, à l'entrée du vagin.

J'ai recueilli récemment une observation analogue,
mais moins caractéristique ; elle a trait à un homme qui
succomba à une dégénérescence amyloïde étendue, accompagnée d'hydropisie, à la suite de vérole constitutionnelle. Il n'y avait aucune affection du larynx ni de
la trachée, et l'on rencontra pourtant plusieurs cica-

trices dures, radiées dans les bronches profondes ; le tissu pulmonaire environnant présentait une induration centrale, étendue, comme ardoisée ; il y avait aussi de nombreuses cicatrices aux amygdales, au voile du palais, au pharynx, au foie ; l'orifice postérieur des fosses nasales était rétréci. Je crois qu'on doit admettre des ulcérations syphilitiques et des rétrécissements cicatriciels dans les bronches, de même qu'on les observe dans la syphilis du larynx ; et, de même que les ulcérations laryngées se continuent avec le tissu cellulaire du cou par des indurations étendues et calleuses, je pense que la bronchite syphilitique peut se transformer en pneumonie chronique. Voilà pourquoi il me semble que l'existence d'une pneumonie syphilitique ne doit pas soulever le moindre doute. — J'ai vu souvent, dans la syphilis constitutionnelle, des cicatrices limitées, stellaires, de la plèvre, et des pleurésies déformantes, suites de ces altérations, qui répondaient exactement à la périorchite.

La syphilis constitutionnelle occasionne-t-elle une affection pulmonaire idiopathique ?

Portal (1) a décrit une phthisie pulmonaire vénérienne, et Morgagni (2) admettait que la *lues venerea* prédisposait le poumon à la phthisie. Cependant les faits cités à l'appui étaient si peu concluants, que Bayle (3) mit leur importance en doute, et que Laennec

---

(1) *Observations sur la nature et le traitement de la phthisie.* Traduit du français par Mühry. Hannover, 1799, vol. I, p. 262.

(2) *De sedibus,* epist. XXII, art. 11.

(3) *Recherches sur la phthisie pulmonaire.* Paris, 1810, p. 80.

et son annotateur Andral les rejetèrent complétement.
C'est seulement dans ces derniers temps qu'on est revenu sur ce point de la vérole, et surtout depuis que
Depaul décrivit les foyers pneumoniques épars dans la
syphilis congénitale. Mais ce n'était ni du tubercule, ni
un produit spécifique, car Depaul dit textuellement (1)
qu'il avait affaire surtout à une bronchite; que le microscope démontrait la présence du pus dans les foyers,
et que l'on trouvait sous les adhérences pleurales, soit
de vraies dilatations bronchiques, soit des infiltrations
pneumoniques.

C. Hecker (2) trouva des lésions analogues, et décrivit, de plus, une variété particulière d'épaississement
chronique du poumon.

Führer (3) décrit, chez les adultes, une pneumonie
spéciale, survenant à côté d'altérations diverses, d'ulcérations pharyngiennes, par exemple ; elle serait caractérisée par l'apparition simultanée, quoique distincte,
d'une infiltration diffuse du poumon, et par une exsudation bronchique lobulaire.

Ricord revint le premier au tubercule syphilitique,
c'est-à-dire à la tumeur gommeuse, et Lebert (4) nous
a donné une planche représentant une semblable tumeur trouvée dans le poumon d'un enfant affecté de
syphilis congénitale. — Ces deux descriptions ne concordent pas cependant : Ricord parle de tubercules

(1) *Gazette des hôpitaux*, mai 1851, n⁰ˢ 50, 51.
(2) *Verhandl. der Berliner Gesells. für Geburtsh.*, vol. VIII, p. 126.
(3) *Deutsche Klinik*, 1854, p. 272.
(4) *Traité d'anatomie pathologique*, pl. XCII, fig. 3-4.

jaunes et caséeux ; Lebert parle d'un produit comparable à certaines altérations résultant de la pneumonie.
Il faudrait, au moins, démontrer que ce dernier produit peut devenir jaune et caséeux. — Un cas rapporté
par Vidal (1) ressemble mieux à celui que je viens de
citer : c'est l'observation d'une personne syphilitique,
âgée de quarante-cinq ans, qui mourut avec les signes
d'une dyspnée très intense; à l'autopsie, on ne trouva
qu'une induration d'un gris bleuâtre autour des ramifications bronchiques du lobe inférieur; il n'y avait
aucune trace d'ulcération.

Dittrich (2) décrit des cicatrices s'étendant profondément, ramifiées, d'un gris ardoisé, formées par des
masses de tissu calleux au lobe inférieur du poumon
d'un sujet syphilitique âgé de vingt-sept ans. Lagneau
admet, comme on le sait, tout un groupe d'affections
pulmonaires syphilitiques.

Il ne faut pas oublier que les poumons sont les organes où il est le plus difficile de suivre exactement la
marche d'une évolution pathologique délicate ; et, dans
une affection aussi peu connue que la syphilis constitutionnelle, la difficulté augmente encore. Ce sera une
excuse pour moi, et cela expliquera pourquoi je m'abs-
tiens de me prononcer d'une manière définitive.

A Würzburg, où la syphilis héréditaire est une maladie très commune, j'ai vu la plupart de ces enfants
succomber (nous ne nous occupons pas du catarrhe in-
testinal, du marasme, de l'atrophie) à la suite d'une

(1) Voy. *Canstatt's Jahresbericht*, 1855, t. IV, p. 313.
(2) *Prager Vierteljahrschrift*, 1850, t. II, p. 42.

broncho-pneumonie particulière, sèche, souvent presque caséeuse (tuberculeuse). L'examen microscopique démontrait que la masse sèche, résistante, très analogue à l'infiltration tuberculeuse, qui était renfermée dans les alvéoles du poumon, était composée de cellules pressées les unes contre les autres, puriformes pour la plupart; la plus grande partie était rapidement détruite par la métamorphose graisseuse, et restait dans la vésicule pulmonaire sous forme de détritus granuleux. Mais cette même forme se rencontrait aussi sans relation directe avec la syphilis. J'ai observé aussi assez souvent, chez des enfants simplement atrophiés, une infiltration assez abondante autour des bronches, à l'endroit où elles pénètrent dans les lobules pulmonaires, ainsi que des granulations, des foyers, ressemblant parfaitement à ce qu'on nomme le tubercule, et qui se trouvaient répandus dans les poumons.

Pour le moment, il est difficile de déterminer les signes certains auxquels on peut reconnaître la nature syphilitique de semblables pneumonies; j'hésite de même à me prononcer sur certaines modifications cicatricielles et caséeuses dont il est fort possible qu'une partie appartienne réellement à la syphilis.

Comme j'ai pu m'en convaincre, il faut notablement restreindre, dans le poumon, les altérations attribuées à la véritable tuberculisation; beaucoup de cicatrices calleuses et ardoisées, beaucoup d'indurations caséeuses, ne résultent pas d'un tubercule guéri. Je suis donc plus que jamais porté à admettre la possibilité d'une syphilis pulmonaire.

En analysant les observations citées dans ce livre, on trouvera souvent des cicatrices éparses ou uniques, des tubercules caséeux anciens, des carnifications pulmonaires (obs. II, IV, V, VII, X), et dans un seul cas (obs. V) une véritable tuberculisation. Mais tant que l'histoire et le développement de ces altérations seront connus d'une manière aussi peu précise, il ne faut pas oublier que les simples catarrhes chroniques et la scrofule peuvent causer des modifications semblables.

J'ai peu de faits précis sur la syphilis du thymus. En 1850, Dubois attira l'attention sur l'infiltration purulente de cette glande dans la syphilis héréditaire. Lieutaud (1) dit avoir trouvé le thymus putréfié chez un jeune homme de dix-huit ans, qui avait, à la suite d'une vérole, subi un traitement mercuriel. Cette observation est encore moins concluante que celles de Dubois, où il est dit qu'en pressant le thymus avec les doigts, on en faisait sourdre un liquide purulent. Le suc normal de la glande a très souvent l'aspect puriforme. F. Weber (2) décrit au contraire un cas d'abcès chez un nouveau-né, et il me semble que Friedleben (3) a tort d'élever des doutes sur la valeur de cette observation. Les trois cas de C. Hecker (4) me paraissent être

(1) *Hist. anat. medica*, ed. Schlegel. Gothæ et Amstelod., 1796, vol. II, p. 241.

(2) *Beiträge zur path. Anat. der Neugebornen.* Kiel, 1852, vol. II, p. 75.

3) *Die Physiologie der Thymusdruse.* Francfort, 1858, p. 170.

(4) *Verhandl. der Berliner Gesells. für Geburtshulfe*, vol. VIII, p. 117, 122.

très valables; ils ont trait aussi à la formation d'abcès
dans le thymus. Le cas de Lehmann (1), où il y avait
des tubérosités formées par du tissu conjonctif, ayant
subi la métamorphose graisseuse, dans le thymus, la
dure-mère et le foie, serait le plus remarquable, si les
antécédents étaient établis d'une manière plus certaine.

Enfin l'affection syphilitique peut s'étendre des voies
aériennes à l'appareil auditif. J'ai publié un cas de suppuration de la cavité tympanique (2).

Dans le cas dont O. Heyfelder a donné la description
(voyez page 64), les cicatrices de la muqueuse du pharynx et des fosses nasales étaient si considérables,
qu'elles oblitéraient presque entièrement l'orifice de
la trompe d'Eustache. La surdité syphilitique peut donc,
même en ne tenant pas compte des lésions nerveuses,
être produite de diverses manières.

CHAPITRE X.

AFFECTIONS SYPHILITIQUES DES ORGANES URINAIRES ET DIGESTIFS.

Nous répéterons, à propos de l'appareil urinaire, ce
que nous avons dit pour l'appareil respiratoire. Les ulcérations et les cicatrices de l'urèthre sont très bien connues, et elles ont exactement le même caractère que
celles du larynx. J'ai rencontré quelquefois ces lésions

(1) *Verhandl. der Berliner Gesells. für Geburtshulfe*, vol. X,
p. 39.

(2) *Würzb. Verhandl.*, vol. III, p. 369.

dans l'urèthre de la femme, et j'ai décrit avec détail (1)
le cas d'une personne chez laquelle l'ulcération s'était
étendue jusqu'à la vessie et était cicatrisée. Je n'insiste-
rai donc pas sur ce point.

L'incertitude commence à mesure qu'on arrive à la
partie supérieure de l'appareil urinaire. On ne sait rien
de positif sur les uretères et les bassinets, quoique
beaucoup d'hydronéphroses semblent commencer par
ces parties. Il est difficile, comme Rayer le fait observer, d'avoir des notions exactes sur les lésions syphilitiques du rein. Ce qu'il dit à ce sujet a rapport, comme
je le disais plus haut (page 22), à la dégénérescence
amyloïde, et est ici de peu d'importance. Car s'il existait
pour les reins une des lésions locales que nous avons
étudiées ailleurs, ce devrait être une *néphrite simple,
partielle, interstitielle* ou *gommeuse*. Je pourrais citer bien
des exemples de néphrite simple, et sans aller si loin,
les observations que j'ai publiées (obs. II) en sont des
exemples; mais la néphrite simple est si commune,
qu'il est difficile de l'attribuer à la vérole, lorsqu'elle
ne s'accompagne pas de certains caractères. Je veux
parler de l'aspect calleux ou gommeux, sur lequel j'ai
déjà insisté, et il faut le dire, bien des cicatrices que
l'on attribue à l'engorgement hémorrhagique, doivent
être attribuées à la syphilis. J'ai vu des altérations semblables à côté d'hépatite cicatricielle ou gommeuse;
mais elles se trouvaient à un stade si avancé, que je ne
puis affirmer leur nature spécifique d'après leur mode
de développement.

(1) *Würzb. Verhandl.*, vol. III, p. 366.

Dans ces derniers temps, j'ai eu plusieurs fois l'occasion d'observer des modifications caractéristiques des reins dans la syphilis constitutionnelle. La forme la plus commune était la néphrite interstitielle; tantôt locale, tantôt développée en plusieurs points des reins, cette altération produisait l'induration et la rétraction du tissu conjonctif, la dégénérescence graisseuse et l'atrophie de l'épithélium des canalicules urinifères, et enfin des dépressions cicatricielles profondes de la surface des reins. Plus rarement il m'a été donné de voir la dégénérescence diffuse du stroma rénal, altération très difficile à reconnaître. J'en fis l'observation pour la première fois sur un rein syphilitique que m'envoya M. le docteur Tüngel (de Hambourg). Dans ces cas, les reins sont tuméfiés; leur surface est lisse, décolorée et un peu relâchée; elle est d'un blanc grisâtre, et présente des stries fines ou de nombreux points jaunâtres. A la coupe, on voyait à l'œil nu des stries jaunâtres pénétrer dans le tissu fondamental coloré en jaune clair, et le microscope fit reconnaître dans ces points du tissu conjonctif du stroma, des granules graisseux serrés les uns contre les autres.

Avant de quitter ce sujet, je ferai remarquer que dans le cas de Würzburg (1), on trouvait aussi une augmentation de volume et une dégénérescence graisseuse complète des capsules surrénales; plus tard, j'ai rencontré quelquefois cette altération chez des enfants affectés de syphilis congénitale. J'ai observé aussi à cet

____

(1) *Würzb. Verhandl.*, vol. III, p. 368.

âge une dégénérescence graisseuse du pancréas, avec
rétrécissement du conduit de Wirsung, qui était rempli de mucus gélatineux.

Parmi les affections syphilitiques du tube digestif,
nous avons souvent parlé des gommes de la langue et
des ulcérations du voile du palais et du pharynx, dont
la cicatrisation produisait la sténose et l'atrésie de ces
parties. L'œsophage semble, dans la plupart des cas,
avoir été épargné par la vérole. Follin (1) présume
cependant que quelques cas de stricture connus dans
la littérature médicale pourraient bien avoir une origine syphilitique. Consultez aussi, sur ce point, l'observation IV.

Les ulcérations syphilitiques de l'estomac dont parle
Cruveilhier (2) sont décrites d'une manière un peu
générale. Cullerier (3) a publié un exemple d'entérite
syphilitique tertiaire; mais ses descriptions se rapportent plutôt à des ulcérations ordinaires de follicules,
et les observations cliniques de Pillon (4) ont peu fait
avancer la science sur ce sujet. De Bærensprung (5) a
récemment décrit d'une manière plus exacte les ulcérations du gros intestin, qui sont relativement fréquentes
à Berlin, et qui atteignent des dimensions étonnantes.
Gosselin (6) a traité des strictures qui peuvent en résul-

(1) *Des rétrécissements de l'œsophage.* Paris, 1853, p. 30.
(2) *Revue médicale,* 1838.
(3) *Union médicale,* 1854, n° 137.
(4) *Gazette des hôpitaux,* 1857, n° 66.
(5) *Annales de la Charité,* vol. VI, p. 56.
(6) *Archives générales,* 5ᵉ série, 1854, t. IV, p. 666.

ter. Il ne m'a pas été donné d'observer cette affection à son début; je n'arrêterai donc pas le lecteur sur ce point.

CHAPITRE XI.

AFFECTION SYPHILITIQUE DES GANGLIONS LYMPHATIQUES ET DE LA RATE.

Il nous reste à parler d'organes importants, dont les altérations syphilitiques présentent un grand intérêt; je veux parler des ganglions lymphatiques. J'ai déjà (1) eu l'occasion de parler longuement de leur altération amyloïde, et je m'abstiendrai volontiers d'y revenir, d'autant plus qu'à mon sens, on ne saurait ranger cette altération parmi les lésions spéciales de la syphilis.

Il est curieux de voir combien l'histoire anatomique des bubons est peu connue; on a longuement discuté cliniquement sur eux, mais je cherche en vain des données sur la structure des bubons qui n'ont pas suppuré. La seule notice que je trouve sur ce sujet, est celle de Michælis (2), qui vit les ganglions devenir tuberculeux, et qui les trouve analogues aux bubons scrofuleux. D'après lui, la tuberculisation est le résultat de la dégénérescence graisseuse d'exsudats et de dépôts fibrineux. On trouvera des détails anatomiques sur ces ganglions dans les observations

(1) *Würzb. Verhandl.*, t. VII, p. 222.
(2) *Zeitschrift der Ges. der Aerzte zu Wien*, 1856, p. 418.

et les autopsies que j'ai publiées (1). C'est sur les ganglions inguinaux et lombaires que j'ai pu le mieux observer ces altérations ; je les ai rencontrées aussi sur les ganglions cervicaux et jugulaires, quelquefois sur les ganglions des bronches et des médiastins, et, dans plusieurs cas, sur presque tous les ganglions du corps humain.

Dans la période des accidents secondaires et tertiaires, quelquefois pendant la tuméfaction ganglionnaire indolente (Ricord), j'ai pu observer deux états ou stades de l'altération des ganglions : l'état *médullaire* et l'état *caséeux*.

Dans les cas plus récents, dans les ganglions qui étaient situés plus loin du lieu infecté (en tenant compte du cours de la lymphe), et qui étaient moins modifiés, j'ai pu étudier un état qui précédait les deux autres ; je veux parler de l'état *irritatif simple* (état fluxionnaire, congestif, hypérémique).

La marche de cette altération glandulaire ressemble à celle que l'on observe dans la scrofule et dans la tuberculisation ; cette affection des ganglions a aussi des analogies avec celle que l'on remarque dans la fièvre typhoïde et dans la leukémie ; l'altération syphilitique des ganglions ressemble dans quelques cas à l'une des diathèses sus-mentionnées, dans d'autres cas à l'autre. Je ne puis décider si la constitution du sujet exerce ici une influence particulière, car j'ai vu des ganglions

____

(1) Je recommande surtout l'observation LVI de mes *Gesammelte Abhandlungen*, p. 634.

caséeux et tuberculeux chez des individus qui ne présentaient pas le moindre signe de scrofules ou de tubercule, et j'ai observé l'altération médullaire des ganglions chez des malades qui présentaient des signes positifs de tubercules dans divers organes. On peut expliquer simplement ce fait, en disant que la marche des affections irritatives des ganglions est en général la même dans les maladies les plus variées. Il y a longtemps que j'ai démontré l'analogie qui existe entre l'altération des ganglions lymphatiques dans les diathèses scrofuleuses, typhoïdes et tuberculeuses (1); j'ai aussi fait ressortir les analogies de ces diverses lésions ganglionnaires avec celles que produit la leukémie (2). Les travaux spéciaux de M. Lœper (3) et M. G. Eckard (4) sont venus confirmer mon opinion.

La tuméfaction irritative commence dans tous les cas par l'imbibition séreuse, l'agrandissement des cellules lymphatiques; elles augmentent en nombre d'ordinaire, par la segmentation des cellules primitives (5); les follicules des ganglions deviennent plus volumineux et prennent l'aspect de points blancs ou grisâtres, ce qui les fait mieux apercevoir; l'hypérémie des parties

(1) *Würzb. Verhandl.*, 1850, vol. I, p. 84.

(2) *Rapports de la leukémie avec la scrofule et la tuberculisation,* dans *Archiv für path. Anat.*, vol. V, p. 126; et *avec la fièvre typhoïde,* dans *Gesamm. Abhandl.*, p. 204.

(3) *Beiträge zur path. Anat. der Lymphdrüsen* (dissertation inaugurale, Würzburg, 1856, p. 15.

(4) *De glandularum lymphaticarum structura* (dissertation inaugurale). Berlin, 1856, p. 24.

(5) *Cellular Pathologie*, p. 158, fig. 62, B.

internes disparaît peu à peu, et l'on remarque de grands réseaux ou stries rougeâtres, correspondant surtout aux veines. Le ganglion est d'ordinaire ramolli, il cède à la pression, il glisse entre les doigts. A mesure que les follicules grossissent par suite de la multiplication des cellules qu'ils contiennent, on remarque l'effacement des interstices qui les séparent; cette modification est surtout remarquable dans certains cas, ou le stroma subit une prolifération des éléments du tissu conjonctif; le ganglion prend alors un aspect uniforme; il est blanchâtre, blanc grisâtre, rougeâtre ou gris. La fièvre typhoïde et la leukémie donnent au parenchyme ganglionnaire un aspect plus clair et plus blanchâtre; il est, dans un sens restreint, plus médullaire et plus humide. Les scrofules et la tuberculisation le rendent moins humide, quoique pâle et grisâtre. Dans les tuméfactions simples, inflammatoires, érysipélateuses, exanthématiques, les follicules se conservent mieux, ils sont distincts, et peuvent mieux se reconnaître à la vue. La syphilis enfin amène, en règle générale, une augmentation de volume du ganglion, qui est blanchâtre et plus sec. Cependant les différences s'effacent, et à un certain degré de la maladie il est presque impossible de distinguer les altérations spéciales aux diverses diathèses; il suffit que la maladie ait une intensité plus ou moins grande, pour que la lésion ganglionnaire prenne un caractère différent. Mais c'est un fait irrécusable, que dans le deuxième stade (caractérisé par un aspect médullaire plus ou moins prononcé), la modification essentielle du ganglion consiste en une *hyperplasie cellulaire*. Dans

toutes les diathèses dont nous venons de parler, l'hyperplasie cellulaire peut conduire au ramollissement aigu
ou à la suppuration; mais si l'affection est plus lente,
la modification que l'on remarque en général est une
métamorphose graisseuse incomplète avec inspissation
(dessiccation), que j'ai nommée d'abord (1) métamorphose tuberculiforme, et ensuite, pour éviter une confusion trop commune, *métamorphose caséeuse* (2).

Dans le ganglion, ce n'est pas l'exsudat ou la fibrine
qui subissent cette transformation; elle porte toujours
sur les éléments cellulaires appartenant au ganglion, ou
bien sur les jeunes cellules nouvelles, formées par la
prolifération du tissu ganglionnaire. Ces dernières se
décomposent, se détruisent; leurs débris restent comme
détritus, lorsqu'ils ne sont pas résorbés, et nous avons
alors une forme spéciale de nécrose anémique (3). C'est
d'ordinaire par une semblable destruction partielle des
éléments ganglionnaires que se produit cette forme du
bubon indolent que j'ai décrit comme suit : « Les ganglions inguinaux atteignent le volume d'une prune,
ils sont blancs à l'extérieur; ils ont presque une consistance médullaire; rouges en quelques points, ils présentent à la coupe de nombreuses saillies caséeuses : les
unes sont petites, d'autres atteignent le volume d'un
noyau de cerise; les unes sont blanches et sèches, d'autres subissent un ramollissement qui leur donne l'as-

____

(1) *Archiv. für path. Anatomie*, vol. I, p. 172, et *Würzb. Verhandl.*, vol. I, p. 85, et vol. II, p. 72.

(2) *Würzb. Verhandl.*, vol. III, p. 99.

(3) *Handb. des spec. Path. und Therapie*, t. I, p. 282.

pect de bouillie (1). » Dans le plus grand nombre des cas cependant, j'ai trouvé les ganglions moins volumineux, plus compactes et plus résistants, présentant dans quelques cas la tuméfaction irritative simple ; dans d'autres cas, ils étaient plus blancs et plus secs (hyperplasie avec métamorphose graisseuse commençante). Ici la modification graisseuse ne reste pas limitée aux corpuscules lymphatiques ; elle s'étend au stroma du ganglion ; et si particulière que soit la marche de l'altération (qui est en rapport avec la structure particulière de l'organe), on peut pourtant la comparer à la marche des tumeurs gommeuses que nous avons étudiées dans les autres organes.

Quand les ganglions tuméfiés sont nombreux et volumineux, l'altération peut, comme dans la leukémie, s'accompagner d'une augmentation très considérable des corpuscules blancs du sang (leucocytose). Notre sixième observation en est un bel exemple. Mais ordinairement le tissu hyperplastique est si épais, les cellules sont si serrées les unes contre les autres, qu'il se forme, dès le début de la maladie, des obstacles au cours de la lymphe ; la nécrose, ou mieux la nécrobiose, arrive si prématurément, que les phénomènes actifs, ainsi que la productivité du ganglion, sont interrompus de bonne heure (2). La formation des corpuscules blancs est ralentie ; le sang s'appauvrit, il est moins riche en éléments cellulaires, et l'on comprend

____

(1) *Gesamm. Abhandl.*, p. 634.
(2) *Cellular Pathologie*, p. 168, 172.

qu'il puisse en résulter une leucocytose caractérisée, ou, comme on l'observe ordinairement, l'oligoémie (chloro-anémie, cachexie, marasme) (1).

Ce qui se passe dans les ganglions lymphatiques s'observe aussi dans les organes qui leur ressemblent; c'est ce que l'on remarque surtout aux follicules de la base de la langue, du pharynx et des amygdales. Au contraire, les phénomènes pathologiques qui se passent dans les organes lymphatiques plus développés ont une marche particulière; j'ai déjà parlé du thymus, je vais m'occuper de la rate.

Depuis longtemps on a mentionné des engorgements syphilitiques de la rate, et l'on a regardé la rate lardacée comme une altération caractéristique de la vérole. On a même été jusqu'à considérer comme lardacée ou cireuse toute tumeur splénique se formant pendant la syphilis constitutionnelle. Ceci est certainement inexact. Il est vrai que la modification amyloïde de la rate se rencontre souvent dans la diathèse syphilitique, mais les plus grosses tumeurs n'ont justement pas la nature amyloïde, et sont beaucoup plutôt de nature hyperplastique. On peut distinguer deux variétés de ces hyperplasies. L'une est flasque, molle, l'autre indurée. Cette dernière ressemble beaucoup à l'altération amyloïde avec laquelle on pouvait la confondre lorsque la réaction de l'iode n'était pas connue. Elle consiste en une augmentation des éléments du tissu conjonctif, et l'on peut l'attribuer à la splénite interstitielle, dont le

(1) Voy. Chapitre II, p. 22.

développement est quelquefois si considérable, que les follicules deviennent plus petits, et que la pulpe splénique devient moins abondante. L'altération molle, au contraire, dont j'ai cité un cas fort remarquable (1), résulte de l'augmentation du contenu celluleux, et surtout de la pulpe; elle correspond probablement à un degré moins avancé d'irritation. Les deux formes s'accompagnent d'une espèce d'anémie du parenchyme, d'une véritable décoloration de la pulpe; la forme indurée existe en même temps que des épaississements, des tuméfactions semi-cartilagineuses, des synéchies de la capsule, suite d'une périsplénite partielle ou diffuse. On peut quelquefois suivre pas à pas le développement de cet état inflammatoire. Sous l'influence d'une hypérémie modérée, quelques parties du parenchyme splénique se tuméfient; tantôt il se forme des foyers lobulaires, tantôt l'altération s'étend irrégulièrement dans tout l'organe. Les points affectés sont plus durs; à la coupe, ils apparaissent plus foncés, plus secs, plus consistants. Quelquefois ils sont colorés en rouge noir, ressemblent à des foyers hémorrhagiques; il est même difficile de les distinguer des engorgements inflammatoires. Plus tard, la rougeur disparaît, surtout au centre; le tissu de l'organe, en devenant plus sec et plus dur, prend une coloration plus pâle; quelquefois, au contraire, il est d'un rouge grisâtre; à partir de ce moment, l'augmentation du tissu conjonctif est évidente. Dans les points où l'altération s'est faite sous

____

(1) *Archiv für patholog. Anatomie*, vol. VI, p. 425.

forme de foyers, on remarque une rétraction, un épaississement et une dépression cicatricielle, comme nous avons pu l'étudier dans les lésions syphilitiques du foie, du testicule, de l'iris. Dans plusieurs cas, on trouve des points jaunes, durs; l'examen au microscope n'y fait découvrir que peu de pigment, mais beaucoup de graisse; par ce côté aussi, les nodosités ressemblent plutôt aux gommes qu'aux indurations hémorrhagiques. Il y aurait donc ici des lésions locales vraiment spécifiques et caractéristiques.

CHAPITRE XII.

STRUCTURE HISTOLOGIQUE DE LA PRODUCTION GOMMEUSE. — COMPARAISON DES GOMMES AVEC LES PRODUCTIONS MORVEUSES ET FARCINEUSES, LE LUPUS, LE SARCOME, LA DÉGÉNÉRESCENCE ATHÉROMATEUSE DES ARTÈRES (ENDO-ARTÉRITE). — IDENTITÉ DE STRUCTURE ENTRE LA GOMME ET LE TISSU INDURÉ DU CHANCRE. — CLASSIFICATION DES ALTÉRATIONS DE LA SYPHILIS CONSTITUTIONNELLE.

Nous avons passé en revue les principaux organes internes, et étudié les altérations que l'action de la syphilis y déterminait. Partout nous avons reconnu deux séries de néoplasies : l'une se rapprochait des formes hyperplastiques ou inflammatoires; l'autre présentait une analogie plus marquée avec les irritations spécifiques. Dans les deux cas, et j'insiste sur ce point,

c'est le tissu conjonctif, ou les tissus qui lui ressemblent
(tissu osseux, tissu médullaire), qui est le point de départ de l'altération ; les éléments spécifiques des tissus
(cellules glandulaires, fibres musculaires) s'atrophient,
par suite de la prolifération du tissu interstitiel, et enfin
se détruisent par suite d'une espèce de nécrobiose. Les
ganglions lymphatiques et les organes qui leur ressemblent (follicules linguaux et pharyngiens, amygdales, rate) font seuls exception à cette règle. Dans
tous ces organes, en effet, c'est la cellule ganglionnaire
qui est d'abord le point d'où part la prolifération ;
mais cette exception n'est qu'apparente. En effet, les
ganglions lymphatiques se distinguent essentiellement
des autres glandes, et, comme je le disais déjà autre
part (1), ils se rapprochent beaucoup plus du tissu conjonctif.

Nous avons vu en outre que tous ces actes pathologiques, qui tous commencent par une prolifération
active, par un accroissement réel du tissu, n'en finissent
pas moins par avoir un caractère remarquable d'improductivité. En effet, tantôt il se forme des cicatrices
et des produits calleux, rétractiles, qui amènent l'atrophie de l'organe, et qui remplacent incomplétement la
perte de substance antérieure à leur apparition ; tantôt
il y a un grand développement de cellules, et comme
ces dernières subissent la dégénérescence graisseuse et
qu'elles se détruisent, il se produit, soit l'ulcération, soit
la nécrose (nécrobiose) de l'organe. C'est seulement

(1) *Cellular Pathologie*, p. 45.

autour du foyer pathologique, c'est par conséquent dans
un point où l'irritation spécifique a agi de la manière
la moins active, où il n'y a eu qu'une irritation simplement formative ou nutritive, que se forme une hypertrophie réelle, durable, ou une néoplasie excédante.

La *gomme* se distingue surtout au milieu de toutes
ces altérations. Nous la considérons comme produite
originairement par la prolifération du tissu conjonctif
normal, et notre opinion diffère notablement de celle
qui est admise jusqu'ici. J'ai fait voir, au début de ce
livre, comment depuis Petit on s'était de plus en plus
accoutumé à regarder la tumeur gommeuse comme
formée par une collection de liquide. En effet, quand
on a coupé une semblable tumeur sur le vivant, on a vu
s'en écouler un liquide filant, une substance gélatineuse,
et la guérison de la tumeur a pu être la suite d'un semblable traitement (1). Plus tard, on a même cru que les
nodosités caséeuses, solides, étaient aussi formées par
l'accumulation de semblables exsudations (Dittrich,
Billroth). L'expérience a démontré la fausseté de ces
hypothèses. La nodosité peut être molle, gélatineuse
ou solide ; elle peut contenir beaucoup de sérosité ou
paraître sèche. Dans tous les cas, elle est ou a été orga-
nisée ; elle est le produit d'une prolifération active.
Lebert (2), qui décrit ces tumeurs sous deux formes,

(1) Voy. Morgagni, *Ep.* LVIII, art. 8.

Bertrandi, *op. cit.*, p. 296.

Boettcher, *op. cit.*, p. 33.

(2) *Handb. der practischen Medicin.* Tübingen, 1858, t. I, p. 370.

s'est, d'après moi, rapproché plus que tout autre de la vérité.

D'après Lebert, les tumeurs gommeuses fraîches sont formées par des amas de petits corpuscules ronds; ils se trouvent au milieu d'une masse intermédiaire finement granulée, et il est difficile de savoir si ce sont des cellules ou des nuclei; plus tard, on trouve un détritus granuleux avec beaucoup de globules purulents, des débris organiques et du tissu conjonctif encore bien conservé. Cette description, qui se rapporte surtout aux gommes du tissu cellulaire lui-même, me semble insuffisante. Les observations que j'ai données plus haut sur les tubercules profonds du tissu cellulaire sous-cutané et sur les abcès des muscles démontrent que la structure des gommes de ces parties diffère notablement de la gomme ordinaire du périoste, du foie, du testicule, du cœur, etc., etc.

Ces différences dépendent ordinairement du terrain sur lequel les gommes se développent. La texture plus ou moins lâche du tissu au milieu duquel elles se forment, sa vascularisation plus ou moins grande, amènent des variétés dans la structure de la gomme, comme cela se remarque dans l'inflammation et la formation d'autres tumeurs. Je ne puis surtout admettre avec Lebert que les éléments de la gomme qui commence à se former ne sont pas des cellules véritables. Au début, ils ont tous réellement le caractère cellulaire et ne le perdent que plus tard. La description dogmatique que donne Lebert ne s'accorde pas, du reste, avec la description qu'il a donnée des tumeurs gommeuses du cœur.

Toutes les gommes proviennent d'abord d'une prolifération du tissu conjonctif, et le début de leur développement répond au mode de formation de la granulation (1). Le développement ultérieur de la tumeur gommeuse peut se faire de deux manières : ou bien la formation cellulaire (la prolifération) prend le dessus, et alors la substance intercellulaire devient rapidement molle, gélatineuse, muqueuse ou fluide ; la masse de la tumeur se fond, pour ainsi dire, devient puriforme, s'ouvre au dehors et s'ulcère (gommes du tissu cellulaire sous-cutané); ou bien elle reste gélatineuse et conserve une certaine cohérence (gommes du périoste). D'autres fois, la formation cellulaire est peu abondante, la substance intercellulaire augmente, les cellules conservent le caractère fusiforme ou stelliforme du tissu conjonctif, ou bien elles prennent la forme arrondie propre aux cellules de granulation, ensuite elles deviennent graisseuses, et c'est ainsi que se forme la nodosité sèche et jaune (le tubercule) des organes internes.

Dans le premier cas, l'évolution pathologique ressemble à la marche hétéroplastique de la suppuration, aux formes médullaires du cancer ou du sarcome ; dans le second, elle se rapproche de la marche hyperplastique de la sclérose ou des formes fibreuses (fibro-plastiques) que l'on observe dans les tumeurs ; mais jamais les

____

(1) *Cellular Pathologie*, p. 379.

éléments de la gomme ne prennent l'habitus complet, l'aspect spécial des éléments des tumeurs malignes.

Cette évolution pathologique est-elle spécifique, est-elle caractéristique de la syphilis? Elle présente évidemment de nombreuses analogies avec la marche morbide de diverses altérations, et chaque observateur peut choisir une analogie différente, suivant qu'il prend pour terme de comparaison tel ou tel stade, telle ou telle forme de gomme. La forme purulente permet des comparaisons que n'autorise pas la forme gélatineuse; le stade de granulations (celui qui est caractérisé par la formation de cellules, par la prolifération) a des analogies qu'on ne saurait prêter à la période où la gomme prend la forme caséeuse (stade analogue au tubercule, stade phymatoïde). Il y a même de nombreuses différences, suivant que tel ou tel organe est affecté. Nous avons pu comparer les gommes des ganglions lymphatiques aux altérations produites dans ces organes par la tuberculose et la scrofule, et même par la fièvre typhoïde et la leukémie, tandis qu'à propos de la rate, notre terme de comparaison a été l'infarctus hémorrhagique.

Mais si l'on cherche une analogie pour l'acte morbide en général, on ne la trouvera que dans l'histoire des maladies infectieuses (zymoses). Parmi les affections connues, je ne saurais mieux comparer la syphilis qu'à la morve et au farcin, et ceci à cause de la diversité des altérations locales, de la multiplicité des organes et des tissus attaqués, de la succession des altérations. Ricord a été logique lorsqu'il a été tenté d'admettre que la syphilis provenait de la morve. En effet, dans cette dernière maladie, les premiers signes sont en général des ulcérations locales suivies d'altérations des ganglions et de bubons; ensuite viennent des éruptions cutanées, la formation de nodosités et d'ulcérations dans le tissu cellulaire sous-cutané, dans le périoste et les os, dans les poumons et les testicules, dans le larynx et dans les organes internes les plus divers. La marche de la morve peut affecter la forme chronique et durer des années. Ici encore on a cru souvent avoir affaire à une forme de tuberculose, et cela parce que la substance des nodosités présentait la consistance résistante, la coloration blanc jaunâtre, l'aspect caséeux du tubercule cru. Ces analogies prouvent-elles que les deux produits soient identiques ?

Dans la syphilis, il est justement évident que le produit morphologique n'a pas une valeur absolue. Il n'a d'importance que par son développement et les métamorphoses ultérieures qu'il subit pour revenir sur lui-même, par son évolution et son mode d'existence.

Le produit pathologique qui lui ressemble le plus et qui dépend en partie de la syphilis, est le lupus. Pohl (1) a décrit, dans un travail très consciencieux, les deux principales formes sous lesquelles on observait le lupus; on peut aussi les diviser en forme molle et dure, en lupus celluleux et lupus fibreux.

Si l'on veut trouver des formations de tumeurs qui ressemblent aux productions pathologiques de la syphi-

______

(1) *Archiv für pathol. Anatomie*, vol. VI, p. 174.

lis, il faut prendre le sarcome que je me suis efforcé (1) de diviser en deux formes : l'une qui serait plutôt cellulaire, l'autre qui serait plutôt fibreuse, et dont le type de formation se rapproche surtout de l'histoire du développement du tissu conjonctif (2).

Enfin, si l'on veut trouver une altération semblable à la transformation graisseuse de la gomme et se produisant dans du tissu conjonctif, on ne saurait mieux la rencontrer que dans la transformation athéromateuse de la sclérose artérielle (endoartérite) ; on pourrait même se demander si cette lésion ne reconnaît pas une origine syphilitique. Dans l'observation que nous avons citée et dans laquelle j'ai trouvé une tumeur évidemment syphilitique de la dure-mère (voy. observation X), la paroi de la carotide interne qui touchait la tumeur avait subi un notable épaississement, analogue à l'épaississement de l'endocarde dans la myocardite syphilitique. J'ai démontré aussi que l'endoartérite (dégénérescence athéromateuse), au lieu de se terminer par la transformation graisseuse ou calcaire, pouvait finir par la suppuration (3). Ce qui différencie surtout la dégénérescence graisseuse de la gomme de la métamorphose graisseuse de l'athérome des vaisseaux sanguins, c'est que ce dernier contient presque toujours de véritables cellules granuleuses volumineuses et un détritus graisseux mollasse. Dans la tumeur gommeuse, au con-

____

(1) *Archiv für pathol. Anatomie*, p. 195 et suiv.

(2) *Cellular Pathologie*, p. 431.

(3) *Archiv für pathol. Anatomie*, vol. I, p. 307 ; et *Gesammelte Abhandl.*, p. 403.

traire, les éléments contenus dans l'intérieur de la masse jaune qui subissent la dégénérescence graisseuse sont presque toujours petits et restent séparés de la substance fondamentale fibreuse. La véritable transformation athéromateuse n'a été vue, le testicule excepté, que dans les tumeurs cérébrales de nature gommeuse. Enfin, je ne nie en aucune façon que le tubercule, moins dans son développement que vers la fin de ses transformations, ne se rapproche beaucoup de la gomme, et à propos des syphilides cérébrales, j'ai fait voir combien il était difficile de les différencier l'un de l'autre. Cependant la forme granuleuse, miliaire, par laquelle commence toute espèce de tuberculose, permet d'en faire aisément la distinction ; et si l'on tient compte surtout des différences caractéristiques du siége et du volume, on verra que dans le plus grand nombre des cas, le diagnostic est assez facile.

Que déduire de ces analogies ? En conclura-t-on que le lupus est toujours syphilitique et que la sclérose artérielle est une conséquence de la vérole ? Ou bien que la gomme est un sarcome ou un tubercule ? Certainement non. Nous trouvons dans ces faits une preuve de plus à l'appui de l'opinion suivante, savoir, que la formation primitive et la formation régressive sont, dans l'espèce humaine, renfermées dans d'étroites limites ; que dans leurs débuts tous les actes pathologiques formateurs ont presque la même marche ; que la nature de l'organe dans lequel ils se passent influe sur leur marche ultérieure, et qu'il nous faut étudier et étudier empiriquement le même processus dans chaque point du corps humain et dans chaque organe en particulier. En somme, l'irritation spécifique de la syphilis ne se comporte pas dans sa marche autrement que l'irritation simple de l'inflammation, et la nature spécifique de la tumeur gommeuse n'est pas assez évidente pour nous permettre de raisonner la syphilis du cerveau et du poumon de la même manière que la syphilis du foie ou du testicule. Ce que nous savons d'essentiel, c'est que les productions gommeuses ne présentent aucun caractère histologique qui les différencie absolument des productions simplement inflammatoires; mais les gommes présentent (ressemblant en cela aux autres altérations ordinaires de la syphilis) certaines particularités dans l'histoire de leur évolution, dans leur siége, dans leur mode d'apparition, dans leurs relations et dans leurs suites, qui permettent de porter un diagnostic certain, surtout lorsqu'elles se développent dans certains points où on les a scrupuleusement étudiées.

Ainsi, je ne saurais distinguer anatomiquement la sclérose artérielle et l'athéromasie d'avec l'altération syphilitique d'une artère. Si la même lésion se produit dans un muscle, dans une glande, j'affirmerai qu'elle est de nature syphilitique, et je serai d'autant plus confirmé dans mon affirmation, que la lésion ressemblera plus à une tumeur, à une nodosité, à un sarcome, ou, si l'on veut, à un tubercule.

On pourra à la vérité se demander si c'est la syphilis, ou bien l'intoxication mercurielle qui est ici en discussion. Il faut répondre à cette question par une fin de non-recevoir; c'est aux antimercurialistes à démontrer que l'hydrargyrose produit un sarcocèle gommeux, une myocardite gommeuse, une sténose du larynx, une iritis. C'est ce que personne n'a encore prouvé ; mais il y a encore une objection à opposer aux ennemis du mercure : c'est que le chancre induré ressemble entièrement aux productions gommeuses. J'ai toujours insisté sur ce fait (1), et les descriptions que Michaelis, Lebert, de Bærensprung ont données du chancre, confirment de tout point mon opinion.

Le fond induré de l'ulcère chancreux nous présente la même prolifération du tissu conjonctif, la même destruction des éléments en fines granulations graisseuses, le même épaississement que l'on remarque dans la tumeur gommeuse noueuse des parties internes. Michaelis a été plus loin; il a, par des inoculations, cherché à démontrer que le détritus du chancre induré possède les propriétés infectantes, et que cela est vrai pour le bubon comme pour le chancre (2).

La description de Lebert (3) se rapporte au stade initial de l'induration, et la contradiction apparente qui se trouve entre cette description et celle qu'il donne de la tumeur gommeuse s'explique en ce qu'il a choisi pour décrire cette dernière la période de la métamorphose caséeuse. Il dit de l'induration : « Ce tissu, que j'ai vu avoir jusqu'à 6 millimètres d'épaisseur, a un aspect

(1) *Canstatt's Jahresbericht für* 1853, t. II, p. 66.

(2) *Zeitschrift der K. K. Ges. der Aerzte zu Wien*, 1856, p. 418 ; 1857, p. 791.

(3) *Traité d'anatomie pathologique*, vol. I, p. 179 ; et *Handb. der praktischen Medicin*, vol. I, p. 344.

particulier ; il est d'un jaune rougeâtre pâle ; il a une mollesse élastique et il est brillant. A la pression, on en fait sortir un suc blanchâtre, un peu trouble, très filant. Les vaisseaux sont plus nombreux et plus ramifiés à la surface. On y rencontre surtout les noyaux ovales et ronds du tissu fibro-plastique, un certain nombre de corps fusiformes, et proportionnellement une petite quantité de cellules complètes. Tous ces éléments se trouvent compris entre les fibres du derme qui sont écartées par cette exsudation fibro-plastique. »

Cette description peut aussi s'appliquer aux gommes des organes internes, et, au contraire, on trouve dans le tissu induré du chancre cette métamorphose graisseuse, granuleuse, qui caractérise ordinairement les gommes. Ici il n'y a aucune différence.

Nous voici revenu à notre point de départ. Comment différencier les accidents syphilitiques secondaires des accidents tertiaires ? L'examen anatomique nous permet de répondre complétement à cette question. Le chancre induré, que tout le monde regarde comme secondaire, nous présente le même mode de développement que la tumeur gommeuse que l'on regarde comme caractéristique des accidents tertiaires. L'hépatite simple interstitielle, qu'on regarde comme tertiaire, ressemble exactement à l'orchite simple interstitielle ou à l'iritis, qui sont évidemment des accidents secondaires. Les bubons indolents de la période secondaire présentent à leur manière la même hypertrophie, avec épaississement caséeux, que l'on observe dans le lupus ou les gommes de la dure-mère à la troisième période de la vérole. On trouve

dans le même organe les altérations simples et gommeuses, les lésions superficielles et profondes. La périostite, la périorchite, la périhépatite, l'iritis périphérique, se comportent, par rapport à l'ostéite et à
l'ostéomyélite, à l'orchite, à l'hépatite, à l'iritis interstitielle, comme les inflammations superficielles de la peau
et des muqueuses se comportent par rapport aux inflammations profondes des tissus sous-cutanés et sous-
muqueux. La périostite simple qui produit des exostoses
et des nodosités, la périorchite simple qui produit des
épaississements semi-cartilagineux et verruqueux, se
comportent, par rapport à la périostite et à la périorchite gommeuses, comme les accidents secondaires
de la peau et des muqueuses se comportent par rapport
aux accidents tertiaires de ces mêmes organes.

Il n'y a rien de régulier dans la succession de ces
accidents. L'ordre n'existe pas plus au point de vue
pathologique qu'au point de vue thérapeutique ; la clinique, pas plus que l'anatomie ne nous démontre, de
régularité dans l'ordre d'apparition des accidents syphilitiques constitutionnels. Pendant dix ans, on a consi-
déré l'orchite comme un symptôme secondaire, et
aujourd'hui on la regarde comme tertiaire. La forme
tuberculeuse de l'iritis que l'on regarde comme tertiaire
apparaît, d'après la chronologie des symptômes, comme
un accident secondaire. Gubler (et Dittrich et Diday
sont d'accord avec lui) nous apprend que le foie, tout
en n'étant soumis qu'aux formes tertiaires de la syphilis
viscérale, peut être attaqué et commence à souffrir dans
la période secondaire. J'ai démontré que dans la syphilis

les os sont sujets à une forme simple d'atrophie inflammatoire qui précède fréquemment les formes destruc-
tives de la carie et de la nécrose. Ainsi tout n'est
qu'erreur dans ces classifications. Où trouverons-nous
un bon point de repère? Que nous fournit l'observation ?

L'observation nous apprend que dans tous les points
du corps humain où une étude minutieuse a pu être
faite, on a vu l'affection syphilitique produire tantôt des
altérations légères, tantôt des modifications profondes.
Ceci n'est pas seulement vrai pour la peau et les muqueuses, mais aussi pour les viscères proprement dits.
Les altérations syphilitiques légères ressemblent aux
altérations produites par des irritations simplement
fonctionnelles, nutritives ou formatives. Le caractère
de leurs produits est plutôt hyperplastique, quoique
dans les organes composés les éléments spécifiques
(fibres musculaires et nerveuses, cellules glandulaires)
soient détruits par atrophie secondaire. Les altérations
profondes sont tantôt de nature celluleuse, et alors elles
tendent ordinairement vers la forme ulcéreuse; tantôt
de nature fibreuse, et alors elles tendent ordinairement
vers la forme caséeuse. Il est pourtant difficile de tra-
cer une limite nette entre ces deux séries d'altérations.
Plus leur évolution est lente, plus on voit apparaître
la forme fibro-caséeuse, ce que, dans un sens plus
restreint, on nomme la forme gommeuse, tandis que
lorsque leur développement est plus rapide, on les voit
se détruire et tendre à l'ulcération. Ce ralentissement ou
cette rapidité dans l'évolution pathologique se rapporte
plutôt à la marche de l'altération locale qu'aux stades

de l'affection générale elle-même. Il peut se faire que la forme ulcéreuse succède à la forme gommeuse (dans un sens restreint), et l'inverse pourra tout aussi bien avoir lieu. Au contraire, on peut dire en général que les formes légères et superficielles répondent au début de l'altération locale, et que les formes graves et profondes répondent à une époque plus avancée du développement de l'altération ; mais, dans les deux cas, c'est avec l'altération locale et non avec l'affection générale que les formes légères ou graves sont en rapport. De même que le chancre simple au début peut s'indurer à une époque où le corps humain ne présente en aucune de ses parties une altération semblable, de même on peut observer dans chaque organe (quel que soit du reste le laps de temps qui se soit écoulé entre l'infection primitive et le début de l'affection organique), on observe, disons-nous, d'abord la forme légère, et ensuite, après un temps plus ou moins long, la forme grave de l'altération locale.

En général, les organes profonds et soustraits aux lésions accidentelles ne sont attaqués que très tard par la syphilis. Voilà pourquoi les altérations secondaires des organes profonds répondent fréquemment aux périodes tertiaires de l'affection générale.

Dans un certain sens, il est logique de diviser la syphilis en accidents secondaires, tertiaires et peut-être même quaternaires ; car il existe le même rapport entre les inflammations et les irritations simples, et les gommes caséeuses, qu'entre ces dernières et les formes qui se terminent par l'ulcération et le ramollissement. Mais il est impossible de tirer, dans chaque cas, de l'âge, de la nature et du siége de l'altération locale, des déductions suffisantes pour juger la période où se trouve l'affection générale d'un malade. On ne peut sur ces données être autorisé à dire qu'il présente des accidents secondaires, tertiaires ou quaternaires. Ces divisions ne peuvent s'appliquer qu'aux altérations locales. On dira donc que le malade est affecté depuis plus ou moins longtemps de syphilis constitutionnelle ; on dira que son affection est plus ou moins grave ; que le nombre de ses organes atteints par l'affection est plus ou moins grand. Chacun des organes peut être affecté à sa manière, et les accidents primitifs de tel viscère peuvent exister en même temps que les lésions secondaires, tertiaires, etc., de tel autre.

CHAPITRE XIII.

THÉRAPEUTIQUE DE LA SYPHILIS. — RÉFUTATION DE L'ANTI-MERCURIALISME. — TRAITEMENT SYMPTOMATIQUE. — DIFFICULTÉS DANS LE DIAGNOSTIC DES DERNIERS SYMPTÔMES.

En admettant que notre classification soit juste, on nous demandera si l'on peut diriger le traitement d'après elle. On a dit que le mercure guérissait les accidents secondaires, que l'iode triomphait des accidents tertiaires. Ceci signifierait, d'après notre mode de classification, que le mercure guérit les accidents légers, et l'iode les accidents graves; ce qu'on ne peut, à vrai dire, admettre tout d'abord. Au contraire, c'est à l'opposé qu'on devrait s'attendre, et il me semble que la pratique ordinaire, quelque mal formulée qu'elle soit, le démontre surabondamment. On traite *simplement* un chancre simple (le chancre mou de Ricord). Quelques-uns le traitent par l'iode. Le chancre induré est traité par le mercure. On guérit une angine syphilitique simple avec l'iode; on donne le mercure pour la pharyngite ulcéreuse. Un malade, après avoir été délivré d'un chancre induré et d'ulcérations pharyngiennes à la suite d'un traitement mercuriel, est atteint de douleurs ostéocopes, précédant la syphilis des os; on les fait cesser en donnant de l'iode. Ce médicament semble aussi faire disparaître la tumeur gommeuse qui subit la dégénérescence graisseuse; mais le mal revient; la carie, la nécrose se produisent; on ordonne le traitement par des frictions mercurielles, et l'on obtient les meilleurs résultats.

Mais ni l'iode ni le mercure ne préservent des récidives; car les reproches que l'on fait au mercure à ce sujet peuvent aussi s'adresser à l'iode : « Plus la maladie pénètre dans l'économie, en perdant de sa spécificité et en subissant des transformations qui la rapprochent de maladies graves d'une autre nature, plus le traitement devient difficile ou impuissant (1): » Voilà pourquoi M. de Bærensprung conclut avec raison que le

____

(1) Ricord, *Traité, etc.*, p. 645.

mercure ne peut guérir la syphilis, que le mercure ne combat que les symptômes, qu'il rend seulement la maladie latente. En effet, la thérapeutique ordinaire est entièrement symptomatique. Nous traitons le sarco-cèle, l'iritis, les affections des os, les bubons, et quand ils sont guéris, nous faisons cesser le traitement. Peu de temps après, le malade revient ; un nouveau symptôme plus grave que les premiers vient de se manifester. Que penser ? que faire ?

Les antimercurialistes disent : « Non-seulement le mercure ne guérit pas, mais encore c'est lui qui pro-voque les nouveaux symptômes. Poussez aux sueurs et aux urines, modifiez l'assimilation et la nutri-tion, et vous arriverez plus sûrement et plus prompte-ment à votre but. » Combien de fois n'a-t-on pas hésité entre les mercurialistes et les antimercurialistes? C'est une triste histoire qui ressemble à celle de la saignée. Mais lisez donc le vieux Morgagni (1), qui traite tout au long et avec éloquence ce lamentable sujet. Sachez-le bien : quoique Valsalva ait guéri par l'hydrothérapie simple les accidents les plus graves, on en est cependant revenu à l'emploi du mercure. Dans des villes entières (peut-être même dans des États), l'antimercurialisme a régné, *donec tandem ad alterutram mercurii adhibendi rationem, ubi lues gravior decoctis non cederet, in iisdem civitatibus reditum est.* Ce qui s'est passé en Italie est arrivé en France, lorsque le scepticisme de Broussais fit des progrès ; la même chose se renouvela en

____

(1) *Epist.* LVIII, art. 16 et seq.

Angleterre, lorsqu'on méconnut les expériences de Fergusson ; enfin il en fut de même en Allemagne, lorsque l'autorité anglaise influença notre pratique. A quoi bon faire une fois de plus ce mouvement oscillatoire ? A quoi nous serviraient l'expérience du passé et du présent, les trésors de la littérature et de la tradition, s'il faut en revenir à décider entre le mercurialisme et l'antimercurialisme ? Ne serait-il pas préférable de limiter l'usage du mercure, de trouver des garanties contre les dangers incontestables qui résultent de son emploi ?

L'expérience mille fois répétée nous a prouvé que les accidents les plus graves de la syphilis pouvaient être guéris par l'usage du mercure. Faut-il recommencer à prouver que ces faits existent ? On nous oppose que l'on a jadis traité la chaudepisse par le mercure, et depuis qu'on a cessé ce mode de traitement, le virus blennorrhagique a disparu. Cela peut être ; mais n'a-t-on pas aussi cessé de donner du mercure dans la vraie syphilis, et le virus syphilitique a-t-il disparu ? En désespoir de cause, on en est toujours revenu au mercure ; et parce qu'on en a peut-être exagéré l'emploi, il ne faut pas passer d'un extrême à l'autre, mais plutôt s'efforcer de limiter les cas dans lesquels le mercure est indispensable.

Il y a deux bonnes raisons pour que l'on s'oppose à l'extension de l'emploi du mercure. D'abord c'est un médicament altérant qui nuit au corps en modifiant des actes importants de nutrition. J'ai déjà montré combien il fallait ajouter peu de créance aux fables que les antimercurialistes débitent sur les affections organiques causées par le mercure ; mais il est certain qu'il peut se produire une cachexie mercurielle (marasme) qui dispose le corps humain à de nouvelles affections locales, et surtout à des affections rhumatismales : c'est ainsi que, tout en ne guérissant pas la syphilis, on peut causer une nouvelle maladie.

Il suit de ce que nous venons de dire qu'il faut manier le mercure avec beaucoup de précautions, et qu'on doit mettre des limites à l'emploi du traitement mercuriel. Quelles sont-elles ? Tel est ce second point sur lequel il y a beaucoup à penser, sur lequel s'appuient les antimercurialistes pour nier l'action thérapeutique du mercure, et qui fait douter de la vertu curative du mercure dans la syphilis. *Nous n'avons aucun signe qui nous permette d'affirmer que le traitement est complet, que le malade est guéri.*

Avant d'insister sur ce point, qu'il me soit permis de donner quelques considérations théoriques qui me semblent assez convaincantes. On a ramené la syphilis constitutionnelle à une cachexie, et celle-ci à une dyscrasie. On s'est cru autorisé à affirmer que la dyscrasie est l'affection générale durable, et que les altérations locales n'en sont que les symptômes. Les inoculations de Waller au moyen du sang même, et la transmission de la vérole au moyen du sperme, idées que Porter (1) vient récemment d'essayer en citant de nombreux exemples à l'appui, semblent démontrer la vérité de cette conclusion. Je suis d'un avis tout opposé.

Il faut, pour causer une dyscrasie durable, qu'il

____

(1) *Dublin Quart. Journ.*, mai 1857, p. 257.

existe des altérations locales durables, ou bien que le sang soit constamment vicié par son mélange durable avec des substances nuisibles (1). C'est à propos de la phthisie héréditaire que j'ai d'abord discuté sérieusement cette question. J'ai cherché à démontrer que les organes hématopoétiques (et avant tout les ganglions lymphatiques) se trouvaient, dans cette diathèse, modifiés d'une manière durable (2).

Ces modifications, ces lésions locales, peuvent entretenir une dyscrasie pendant des années, quoique l'idée de dyscrasie chronique n'implique pas nécessairement le transport continuel de substances morbides par le sang. Au contraire, des périodes d'infection et des périodes de pureté peuvent alterner les unes avec les autres.

Rien dans la syphilis ne démontre que l'infection agisse d'une manière constante et égale. Toute l'histoire de la vérole démontre au contraire, par l'éruption toujours saccadée, pour ainsi dire, de nouvelles altérations, qu'il existe une infection intermittente provenant de certains foyers. Un père syphilitique n'engendre pas nécessairement des enfants vérolés. J'ai actuellement dans mon service un malade auquel M. le docteur Wilms a extirpé récemment un testicule malade depuis dix-huit mois, et qui avait des gommes superbes et une hydrocèle. Cette maladie était survenue cinq ans après un chancre, et dans ces dernières années ce malade est

(1) *Gesamm. Abhandl.*, p. 53 ; et *Cellular Pathologie*, p. 118.
(2) *Würzb. Verhandl.*, vol. III, p. 102.

devenu père de deux enfants sains et bien portants (1).
Je pense que le virus syphilitique se mêle d'abord aux
fluides circulatoires, et qu'ensuite il pénètre dans les
tissus, dans la substance des ganglions lymphatiques
(bubon), par exemple, et qu'il y est retenu. En ces
points se manifestent des irritations locales qui ont pour
effet tantôt d'éliminer le poison, tantôt au contraire (et
cela arrive le plus souvent) de multiplier la substance
virulente, et de causer par là l'extension finale du mal,
ce qui peut arriver à une époque plus ou moins éloignée.

Chaque localisation est d'abord critique et dépuratoire
pour les fluides ; elle peut chaque fois redevenir infectante.

Je ne partage pas l'opinion de Michaelis qui veut faire
de la partie du chancre induré et des ganglions qui a
subi la transformation graisseuse le seul véhicule du
virus syphilitique, et qui lui accorde des propriétés
infectantes.

J'ai démontré (2) pour la morve (par des inoculations
faites sur des animaux, il est vrai), que le contenu des
abcès musculaires, qui sont très pauvres en éléments
morphologiques et qui se détruisent par transformation

(1) Je n'ai pu rencontrer les altérations syphilitiques du placenta que
Mackenzie (*Canstatt's Jahresbericht*, 1854, vol. IV, p. 378) vient de
décrire. Lebert (*Traité d'anatomie pathologique*, vol. I, p. 242) semble
aussi être revenu de cette idée. On peut rencontrer les mêmes dégénérescences graisseuses, les mêmes hématomes, etc., du placenta, par
suite de causes accidentelles, comme on les observe aussi dans certaines
endométrites.

(2) *Handb. der spec. Path. und Therapie*, vol. II, p. 411.

graisseuse, possède à un haut degré le pouvoir infectant ; mais je sais aussi que le pus peut avoir cette propriété. Le contagium reste attaché au fluide, quoique les éléments cellulaires se détruisent, mais non parce qu'ils se détruisent. Dans la syphilis, je serais plutôt disposé à croire que les nodosités caséeuses et sèches ont perdu toute virulence ; je l'accorderais plutôt aux tumeurs gommeuses humides, qu'elles soient du reste fraîches et gélatineuses, ou bien anciennes et ulcérées.

Si cette manière de voir est juste, il n'y aura pas de syphilis en dehors des *symptômes*. Quand *tous* les symptômes seront apaisés, la syphilis sera guérie, et le traitement *symptomatique* de la vérole est parfaitement logique, pourvu qu'il parvienne à triompher du *dernier symptôme*.

Quant aux signes qui nous permettront de reconnaître la persistance de la maladie, nous les trouverons en examinant avec soin les foyers d'infection qui existent encore. Ce qui est la meilleure preuve de la justesse de notre opinion, c'est que nos syphiliographes les plus expérimentés (Ricord, Sigmund) donnent comme signe pronostique très grave la tuméfaction de petits ganglions isolés (sus-épitrochléen, etc.).

Mais tous les foyers d'infection ne sont pas situés superficiellement et ne peuvent être perçus par le toucher.

Des ganglions, des viscères peuvent être affectés, sans qu'il soit possible de s'en assurer. C'est là, d'après moi, le point difficile du traitement de la vérole. Un examen minutieux, l'observation continue du malade, pourraient éclairer le praticien ; car, en cas de récidive,

il sera à même de voir le début d'une nouvelle infection. L'article de Sigmund (1) répond admirablement à
cette question. Dans tous les cas, on n'aura jamais une
certitude complète, et il y aura toujours des erreurs et
de prétendues guérisons. Nous ne sommes guère plus
avancés pour la syphilis que pour tant d'autres maladies
internes chroniques; aussi ne serait-il pas juste de repousser le seul remède actif que nous connaissions, par
la seule raison qu'il ne peut rendre notre diagnostic plus
certain.

(1) *Wiener Wochenschrift*, 1857, n° 19.

CONCLUSIONS.

1° La classification actuellement adoptée des accidents de la syphilis constitutionnelle est insuffisante, parce qu'elle est basée en partie sur l'ordre de succession des accidents syphilitiques, en partie sur l'anatomie, en partie sur la physiologie (la clinique), et parce que les résultats auxquels elle nous conduit ne concordent pas avec ceux que la pathologie et la thérapeutique nous fournissent.

2° Pour obtenir une classification qui nous satisfasse, et au point de vue de la science et au point de vue de la pratique, il est nécessaire de mieux connaître la valeur anatomique et physiologique des symptômes.

3° Il est démontré que des symptômes différant par leur ordre de succession se conduisent physiologiquement de la même manière (contagionabilité des symptômes secondaires, guérison de plusieurs accidents tertiaires par le mercure).

4° Il est démontré de même que des symptômes, différant par ordre de succession, sont anatomiquement identiques.

5° Au point de vue anatomique, ce n'est pas le siége (superficiel ou profond dans un organe ou dans un tissu) dont il faut tenir compte ; il faut plutôt s'inquiéter de la valeur et de la nature de l'altération.

6° La question du mercurialisme doit tout à fait être laissée de côté, les affections mercurielles des os, des yeux, des testicules, etc., etc., n'ayant pas été démontrées jusqu'à présent.

7° Les accidents syphilitiques sont passifs ou actifs.

8° Les altérations passives sont de deux sortes :

a. Les dégénérescences amyloïdes de la rate, des reins, du foie, de la muqueuse intestinale, ainsi que le marasme, l'anémie, l'hydroémie, l'albuminurie, l'hydropisie, la diarrhée, etc., qui en sont les conséquences ;

b. L'atrophie simple de la peau, la chute des cheveux (alopécie) et des ongles, l'atrophie de la graisse, des muscles (marasme), du sang (chloro-anémie).

9° Ces accidents sont très analogues aux accidents causés par la cachexie mercurielle.

10° La cachexie syphilitique, c'est-à-dire le marasme syphilitique et la chloro-anémie syphilitique, diffère de la dyscrasie syphilitique (infection) avec laquelle elle peut coïncider.

11° Le sang peut, dans la syphilis, présenter quatre altérations différentes :

a. L'infection spécifique (dyscrasie) qui n'est pas durable; elle se renouvelle de temps en temps, en absorbant de nouveau le virus dans un foyer local d'infection. Le sang se purifie de nouveau en déposant le virus dans les organes ou dans les tissus.

b. L'atrophie simple (chlorose, chloro-anémie) qui est causée par la quantité moins considérable de nouveaux corpuscules sanguins que fournissent les organes hœmatopoiétiques dégénérés (ganglions lymphatiques, rate).

c. La leucocytose, qui est produite par le nombre plus considérable des corpuscules blancs du sang que fournissent les organes hématopoiétiques (ganglions lymphatiques, rate) irrités.

d. L'hydrémie, qui dépend le plus souvent de la dégénérescence amyloïde des organes abdominaux.

12° Aucune de ces altérations du sang n'existe indépendamment de l'altération des organes; au contraire, le sang est à chaque instant sous la dépendance des organes.

13° Les altérations actives se divisent aussi en deux groupes :

a. Irritations, légères (hypertrophies, hyperplasies), ou inflammations simples ;

b. Inflammations spécifiques graves, gommeuses.

14° On trouve ces altérations dans presque tous les organes : les irritations simples représentent les accidents primitifs des organes; les gommes répondent aux accidents secondaires ou tertiaires des organes.

15° Les accidents primitifs des organes internes et profonds se manifestent en même temps que les périodes secondaires et tertiaires de l'affection générale, et que les altérations secondaires et tertiaires d'organes plus superficiels.

16° La marche des altérations organiques est donc

indépendante de la marche de l'affection générale; le traitement des altérations organiques n'est pas le même que le traitement ordinairement appliqué à l'affection générale dans la période correspondant à ces mêmes altérations organiques.

17° La tumeur gommeuse débute, comme la granulation, par l'augmentation de volume et par la multiplication des cellules préexistantes (hypertrophie, hyperplasies).

18° La prolifération cellulaire peut être très abondante ; alors le tissu se ramollit et il se forme une ulcération, ou bien se produit la métamorphose graisseuse qui donne naissance à la nodosité jaunâtre, dure, sèche (le tubercule). D'après plusieurs observations, cette dernière peut être résorbée, ou bien elle se ramollit et s'ulcère.

19° La tumeur gommeuse est donc comparable tantôt à la morve et au farcin, tantôt au lupus, tantôt au sarcôme (tumeur fibro-plastique), tantôt à la dégénérescence athéromateuse des artères (pseudo-arteritis deformans), tantôt au tubercule vrai. Elle ne contient aucun élément histologique spécifique; cependant son développement dans les divers organes présente certains signes caractéristiques constants, surtout au point de vue du siége, de la marche, des rapports des tumeurs entre elles et des accidents consécutifs.

20° L'induration du chancre présenté la marche d'une dermatite gommeuse.

21° La syphilis constitutionnelle attaque tous les organes internes.

22° Souvent l'hyperplasie, l'inflammation simple et la gomme, se trouvent à côté l'une de l'autre; souvent il n'existe qu'une seule de ces lésions à la fois.

23° La syphilis viscérale attaque soit les enveloppes, soit les parenchymes, soit les deux à la fois.

24° Dans les parenchymes, ce sont les masses interstitielles du tissu conjonctif qui subissent l'inflammation simple ou gommeuse. Pendant ce temps, le tissu spécifique (tissu glandulaire, musculaire, nerveux) peut s'atrophier, se nécroser ou (plus rarement) s'hypertrophier.

25° C'est ainsi que se forment la périostite et l'ostéomyélite, la périhépatite et l'hépatite interstitielle, la périorchite et l'orchite interstitielle, la péricardite, l'endocardite et la myocardite interstitielle, etc.

26° Chacune de ces affections peut affecter la forme simple ou la forme gommeuse.

27° La rate et les ganglions lymphatiques présentent seuls, dans la syphilis constitutionnelle, une tendance constante à l'augmentation hyperplastique des cellules glandulaires. On peut diviser en trois stades l'altération syphilitique constitutionnelle des ganglions lymphatiques :

a. Stade d'hypérémie irritative (hypertrophie) ;

b. Stade hyperplastique (infiltration médullaire) ;

c. Stade de transformation caséeuse et graisseuse (induration tuberculiforme).

28° Tout foyer spécifique peut devenir le point de départ d'une nouvelle infection du sang.

29° Le plus souvent, ce sont les ganglions lympha-tiques altérés qui sont le point de départ de la nou-velle infection.

30° Il n'y a pas de syphilis générale durable; il n'y a que des symptômes durables (des accidents locaux).

APPENDICE.

Depuis la publication en Allemagne de mes recherches sur la syphilis, j'ai eu occasion de faire de nombreuses observations sur des sujets syphilitiques. J'ai pu confirmer tous les points nouveaux qui font l'objet de ce travail ; il m'a même été donné d'élucider certaines parties des problèmes que j'avais posés. Voici en peu de mots les résultats auxquels je suis arrivé.

J'ai, depuis quelques mois, rencontré si souvent dans le rein, cet organe à propos duquel j'avais surtout été circonspect, des modifications tellement constantes, que je ne puis mettre en doute leur nature spécifique. Tantôt c'est une altération diffuse du tissu interstitiel (stroma), tissu dont un de mes élèves, le docteur Beer, a récemment démontré l'existence de la manière la plus positive ; dans ce cas, les noyaux sont plus nombreux, les cellules se multiplient, enfin il se produit une dégénérescence graisseuse très étendue du stroma. On voit même à l'œil nu les points jaunes qui en résultent. On rencontre plus fréquemment la néphrite interstitielle partielle : elle peut être simple ou gommeuse, solitaire ou multiple. A la fin du processus, on trouve des dépressions profondes, de dimension variable, répondant quelquefois à une pyramide tout entière, finement granulées à la superficie, indurées et comme tendineuses dans la profondeur; elles sont colorées en gris et en jaune; un tissu conjonctif simple, riche en cellules, les compose; les canalicules urinifères et glomérules sont détruits dans cette altération, espèce d'atrophie granulaire, remarquable en ce qu'elle est presque toujours partielle. J'ai pu aussi étudier sérieusement diverses affections syphilitiques des os. Je ne parlerai pas de deux cas très remarquables de carie de l'atlas et de l'axis; l'un des sujets a guéri, l'autre a succombé subitement. Je rappellerai seulement que j'ai vu des ostéomyélites gommeuses très étendues; au tibia j'en ai observé une avec hypérostose périphérique et la modification de la moelle de l'os ressemblait entièrement à l'inflammation gommeuse des autres organes. Dans un autre cas, je rencontrai, au tibia encore, une hypérostose simple, remarquable en ce que les couches de nouvelle formation, formées par le périoste, étaient d'abord sclérotisées, ensuite poreuses (raréfiées), formant une élévation décolorée, une espèce d'atrophie excentrique, difficile à reconnaître au premier abord.

Enfin, chez deux malades, complétement réfractaires à l'iode, aux sudorifiques et à l'hydrothérapie, et promptement soulagés par les frictions mercurielles, j'ai observé à plusieurs reprises des kéloïdes ayant une tendance à l'ulcération; ces productions se développaient sur les cicatrices volumineuses du rupia syphilitique, et leur marche avait la plus grande analogie avec l'évolution des gommes de formation récente des viscères profonds. J'extirpai un de ces kéloïdes, et je n'y trouvai qu'un tissu conjonctif dense et résistant, à cellules volumineuses, anastomosées en réseau.

(Note additionnelle de l'Auteur.)

FIN.

TABLE DES MATIÈRES.

FIN DE LA TABLE DES MATIÈRES.

CATALOGUE DES LIVRES DE FONDS

DE LA LIBRAIRIE

ADRIEN DELAHAYE

Paris, place de l'École-de-Médecine, 23.

GRAND ASSORTIMENT

D'OUVRAGES DE MÉDECINE ET DE CHIRURGIE

ANCIENNE ET MODERNE.

Tous les ouvrages portés dans ce catalogue sont expédiés par la poste, dans les départements et en Algérie, FRANCO et sans augmentation sur les prix marqués. Joindre à la demande des timbres-poste ou un mandat sur Paris.

AUBÉ (Ch.), docteur en médecine de la Faculté de Paris. **De l'accouchement prématuré artificiel.** In-4 de 90 pages. Paris, 1859..... 2 fr.

BARBASTE. De l'état des forces dans les maladies, et des indications qui s'y rapportent. Paris, 1837, 1 vol. in-8 de 170 pages...... 2 fr.

BAUCHET, chirurgien des hôpitaux de Paris. **Anatomie pathologique des kystes de l'ovaire et de ses conséquences pour le diagnostic et le traitement de ces affections.** Paris, 1859, in-4 de 162 pag. 3 fr. 50 c.

BAUCHET, chirurgien des hôpitaux de Paris. **Du panaris et des inflammations de la main.** 1859, 1 vol. in-8, 2ᵉ éd., revue et augm. 3 fr. 50 c.

BAUDOT (Edmond), docteur en médecine. **Examen critique de l'incubation appliquée à la thérapeutique.** Paris, 1858, grand in-8. 1 fr. 25 c.

BAYLE. Encyclopédie des sciences médicales, publiée sous la direction de M. BAYLE. 40 vol. in-8, avec une table générale de la collection. 70 fr.

BAZIN, médecin de l'hôpital Saint-Louis, etc. **Leçons sur la scrofule**, considérée en elle-même et dans ses rapports avec la syphilis, la dartre et l'arthritis. Paris, 1860, in-8, deuxième édition (*sous presse*).

BAZIN. Leçons théoriques et cliniques sur les affections cutanées parasitaires professées à l'hôpital Saint-Louis, rédigées et publiées par A. POUQUET, interne des hôpitaux, revues et approuvées par le professeur. Paris, 1858, 1 vol. in-8 orné de 5 planches sur acier.... 5 fr.

BAZIN. Leçons théoriques et cliniques sur les syphilides considérées en elles-mêmes et dans les rapports avec leurs éruptions dartreuses, scrofuleuses et parasitaires ; professées par le docteur Bazin, recueillies et publiées par Louis Fournier, interne de l'hôpital Saint-Louis, revues et approuvées par le professeur. 1859, 1 vol. in-8 . . . . 4 fr.

BAZIN. Leçons théoriques et cliniques sur les affections de la peau d'origine dartreuse et arthritique, considérées en elles-mêmes et dans leurs rapports avec les affections scrofuleuses, syphilitiques et parasitaires ; revues et publiées par M. Sergent, interne à l'hôpital Saint-Louis, revues et approuvées par le professeur. 1 vol. in-8 (*sous presse*).

BONFILS, docteur en médecine, ancien interne lauréat des hôpitaux de Paris. De l'emploi de l'émétique à haute dose, dans une série de chorées observées à l'hôpital des Enfants malades en 1857. In-4 de 88 pages. . . . . 1 fr. 50 c.

BRACHET, professeur de pathologie générale, membre l'Académie impériale de médecine, chevalier de la Légion d'honneur, etc. Traité complet de l'hypochondrie. 1844, 1 vol. in-8 de 739 pages. 3 fr. 50 c.
Ouvrage couronné par l'Académie de médecine de Paris.

BRACHET. Traité de l'hystérie. 1847, 1 vol. in-8 de 516 pages. . . . . 3 fr. 50 c.
Ouvrage couronné par l'Académie de médecine de Paris.

BRACHET. Traité pratique des convulsions dans l'enfance. 1837, deuxième édition revue et augmentée. 1 vol. in-8 de 460 pag. 3 fr. 50 c.
Ouvrage couronné par le Cercle médical de Paris.

BRACHET. Traité pratique de la colique de plomb. 1850, 1 vol. in-8 de 295 pages . . . . 1 fr. 50 c.
Ouvrage couronné par l'Académie des sciences de Toulouse.

BRACHET. Études physiologiques sur la théorie de l'inflammation. 1851, 1 vol. grand in-8 de 68 pages. . . . . 1 fr. 50 c.

BRACHET. Physiologie élémentaire de l'homme, deuxième édition, revue et considérablement augmentée. Paris, 1855, 2 vol in-8. . . . 5 fr.

CAVASSE, ancien interne des hôpitaux de Paris, membre de la Société anatomique. Annuaire général des sciences médicales. 2ᵉ année, Paris. 1860, 1 fort vol. in-12, contenant l'indication et l'analyse des travaux publiés sur les sciences médicales pendant l'année 1858. . . . . 5 fr.

DEVALZ, docteur en médecine, ancien interne des hôpitaux de Paris. Du varicocèle ovarien et de son influence sur le développement de l'hématocèle rétro-utérine. 1858, in-4 de 46 pages. . . . . 1 fr. 25 c.

DOLBEAU, prosecteur de la Faculté de médecine de Paris, chirurgien des hôpitaux. Mémoire sur une variété de tumeur sanguine, ou grenouillette sanguine. 1857, in-8 . . . . 1 fr.

DOLBEAU. Mémoire sur les tumeurs cartilagineuses des doigts et des métacarpiens. 1858, in-8 de 66 pages. . . . . 1 fr. 50 c.

DOLBEAU. Mémoire sur les tumeurs cartilagineuses, ou Enchondromes du bassin. Mémoire in-8, 1860 . . . . 0 fr.

DOLBEAU. Des tumeurs cartilagineuses de la parotide et de la région parotidienne. 1859, in-8 de 43 pages.................. 1 fr. 25 c.

DOLBEAU. Mémoire sur les tumeurs cartilagineuses des mâchoires (enchondromes). 1859, in-8 de 33 pages.................. 1 fr.

DUCHESNE, docteur en médecine, membre du conseil d'hygiène, etc. De la prostitution dans la ville d'Alger depuis la conquête. 1853, 1 vol. in-8... 2 fr.

DURIAU, chef de clinique de la faculté de médecine de Paris. Parallèle du typhus et de la fièvre typhoïde. 1855, in-8 de 55 pages. 1 fr. 25 c.

DURIAU et Maximin LEGRAND. De la péliose rhumatismale, ou Érythème noueux rhumatismal. 1858, in-8................... 50 c.

DURIAU. Étude clinique sur l'apoplexie de la moelle épinière et sur les paralysies des extrémités inférieures. 1859, grand in-8 de 24 pages..................................... 75 c.

DURIAU. Note sur un cas d'éclampsie et de manie puerpérale. 1859, in-8 de 19 pages.................................. 50 c.

FAUVEL, interne en chirurgie à l'hôpital de la Charité. La vraie vérité sur M. Vriès, dit le Docteur noir. 1859, grand in-8 de 64 pages, deuxième édition...................................... 75 c.

FISCHER (Paul), interne des hôpitaux de Paris. De la myosite. 1859, in-8 de 41 pages................................. 1 fr.
      Mémoire couronné par la Société de médecine de Bordeaux.

FOUCHER, chirurgien des hôpitaux, professeur agrégé de la Faculté de médecine de Paris. Diagnostic des maladies chirurgicales. 1 vol. in-8. (*sans presse*).

FOUCHER, professeur agrégé à la Faculté de médecine de Paris, chirurgien des hôpitaux. Mémoire sur les kystes de la région poplitée. in-8.. 1 fr. 25 c.

FOUCHER. Études sur les veines du cou et de la tête. Grand in-8. 1 fr.

FOUCHER. Des déformations de la pupille, de leurs diverses causes et de leur valeur symptomatique. In-8.................... 75 c.

FOURCY (Eugène de), ingénieur en chef du corps des mines. Vade-mecum des herborisations parisiennes, conduisant par la méthode dichotomique aux noms d'ordre, de genre et d'espèce de toutes les plantes spontanées ou cultivées en grand dans un rayon de 30 lieues autour de Paris. Paris, 1859, 1 vol. in-8 de 330 pages................ 4 fr. 50 c.

FOURNIER (Alfred), interne de l'hôpital du Midi. Recherches sur la contagion du chancre. 1857, in-8 de 7 feuilles.............. 2 fr.

FOURNIER. Études sur le chancre céphalique. 1858, in-8. 1 fr. 25 c.

FRANCO (Pierre). Traité des hernies, nouvelle édition, d'après celle de 1561, précédée d'une introduction et accompagnée de notes historiques et critiques par Ar. VERNEUIL, professeur agrégé de la Faculté de médecine de Paris, chirurgien des hôpitaux, et A. WARMONT, docteur en médecine, ancien interne des hôpitaux. 1 vol. in-8 avec planches dans le texte (*sous presse*).

GENDRIN, médecin de l'hôpital de la Pitié. Traité de médecine pratique. Paris, 1838 à 1842, 3 vol. in-8.......................... 10 fr.

GENDRIN. Leçons sur les maladies du cœur. 1842, 1 vol. in-8. 4 fr.

GENDRIN. Monographie du choléra-morbus épidémique de Paris, rédigée spécialement sur les observations cliniques de l'auteur à l'Hôtel-Dieu de Paris. 1 vol. in-8............................... 5 fr.

GENDRIN. De l'influence des âges dans les maladies. 1 vol. in-8 de 108 pages..................... 1 fr. 50 c.

GENDRIN. Lettres à M. Ducoux sur les eaux minérales. Broch.. 75 c.

GENDRIN. Mémoire sur le diagnostic des anévrysmes des grosses artères. In-8 de 70 pages...................... 1 fr. 25 c.

GIACOMINI. Traité philosophique et expérimental de matière médicale et de thérapeutique, traduite de l'italien par les docteurs MAJOR et ROGNETTA. 1 vol. in-8 de 502 pages.................... 6 fr.

GUYON (F.), docteur en médecine, aide d'anatomie de la Faculté de médecine de Paris, etc. Études sur les cavités de l'utérus dans l'état de vacuité, depuis la naissance jusque dans la vieillesse. 1858, in-4 avec 2 planches..................... 2 fr.

HARDY, médecin de l'hôpital Saint-Louis, professeur agrégé à la Faculté de médecine de Paris, etc. Leçons sur les maladies de la peau, dartres, scrofulides, syphilides; rédigées et publiées par le docteur MOYSANT, ancien interne des hôpitaux, revues et approuvées par le professeur. 1858, 1 vol. in-8..................... 3 fr. 50 c.

HARDY. Leçons sur les maladies de la peau, taches, difformités, maladies accidentelles, parasitaires, rédigées et publiées par M. GARNIER, interne des hôpitaux, revues et approuvées par le professeur. 1859, 1 vol. in-8. 2e et dernière partie..................... 4 fr.

HUZAR (Eugène). Recherches sur les bruits de souffle dans les maladies du cœur, travail présenté à l'Académie. Broc. in-8 de 30 pag., 1860. 75 c.

JODIN, médecin du 9e bureau de bienfaisance de Paris. De la nature et du traitement du croup et des angines couenneuses, étude clinique et microscopique, etc. Paris, 1859, in-8 de 39 pages..... 1 fr. 25 c.

JORDAO, docteur en médecine. Considérations sur un cas de diabète. 1857, in-4 de 86 pages et 2 planches............... 1 fr. 50 c.

LABORDE, lauréat de la Faculté de médecine de Paris. De la valeur du chlorate de potasse dans le traitement des gingivites chroniques, avec ou sans pyorrhée alvéolo-dentaire, 1858, in-8.......... 50 c.

LEFORT, docteur en médecine de la Faculté de Paris, aide d'anatomie à la Faculté de médecine, etc. Recherches sur l'anatomie du poumon chez l'homme. 1859, 1 vol. grand in-8 de 130 pag. et 2 planches. 2 fr. 50 c.

LEGOUEST, professeur de clinique chirurgicale à l'école impériale du Val-de-Grâce. Des kystes synoviaux du poignet et de la main. 1857, in-8 de 136 pages...................... 2 fr.

LEGOUEST. Des congélations observées à Constantinople pendant l'hiver de 1854-1855. 1856, mémoire in-8 de 31 pages.... 1 fr. 25 c.

LEGOUEST. Études sur les amputations partielles du pied et de la partie inférieure de la jambe 1856, mémoire in-8 de 54 pages. 1 fr. 50 c.

MALGAIGNE, professeur de médecine opératoire à la Faculté de médecine de Paris, chirurgien des hôpitaux, etc. **Journal de chirurgie et Revue médico-chirurgicale de Paris.** Ces deux collections importantes, publiées par M. Malgaigne, forment 22 volumes grand in-8 (*Journal de chirurgie*, 1843-1846, 4 vol., et *Revue médico-chirurgicale*, 1847 à 1855). Ces deux journaux réunis contiennent un grand nombre de mémoires originaux très importants et des articles critiques fort estimés. Prix de la collection complète, 22 vol .... 40 fr.

MAREY, docteur en médecine, ancien interne des hôpitaux de Paris, membre de la Société anatomique. **Recherches sur la circulation du sang à l'état physiologique et dans les maladies.** 1859, in-4 de 119 pag. et figures.. 2 fr.

MATTEI, docteur en médecine, professeur particulier d'accouchements. **Études sur la nature et le traitement des fièvres puerpérales,** des résorptions purulentes et des résorptions putrides. 1858, in-8 de 51 pages..................................... 1 fr. 25 c.

MOITESSIER, professeur agrégé à la Faculté de médecine de Montpellier. **De l'urine,** thèse de concours pour l'agrégation. 1856, in-4.... 2 fr.

NONAT, médecin à l'hôpital de la Charité, professeur agrégé à la Faculté de médecine de Paris, etc. **Traité pratique des maladies de l'utérus et de ses annexes,** 1860, 1 fort vol. in-8 avec planches dans le texte. 12 fr.

OLLIER, docteur en médecine, ancien interne des hôpitaux de Lyon. **De la production artificielle des os au moyen de la transplantation du périoste et des greffes osseuses.** 1859, in-8 de 20 pages... 75 c.
Mémoire lu à la Société de biologie.

PIORRY, médecin de l'hôpital de la Charité. **Leçons cliniques sur la scrofule,** recueillies par F. Duniau, chef de clinique de la Faculté. 1857, in-8....................................... 50 c.

RICORD, chirurgien de l'hôpital du Midi, membre de l'Académie impériale de médecine, etc. **Leçons sur le chancre,** rédigées et publiées par le docteur Fournier, ancien interne de l'hôpital du Midi. 2ᵉ édition, revue et augmentée. 1 vol. in-8 avec planches coloriées (*sous presse*).

RICORD. Leçons sur les maladies des testicules, publiées par V. Poisson, interne des hôpitaux (*sous presse*).

RICORD. Clinique iconographique de l'hôpital des Vénériens, recueil d'observations suivies de considérations pratiques sur les maladies qui ont été traitées dans cet hôpital. 1 vol. grand in-4, avec 66 planches coloriées et portrait de l'auteur, relié en demi-chagrin..... 130 fr.

RICORD. Lettres sur la syphilis, adressées à M. le rédacteur de l'*Union médicale*, 1860, 3ᵉ édit. (*sous presse*).

ROUYER (Jules). Des vices de conformation du bassin. Leçons et observations recueillies à la clinique d'accouchements de M. le professeur Paul Dubois, 1855, in-8 de 50 pages................. 1 fr. 25 c.

ROUYER (Jules). Études historiques sur quelques points de pratique médicale à Rome : Bains publics, — Avortement, — Philtres, — Castration des hommes et des femmes, — Infibulation, — Cosmétique, — Femmes qui ont exercé la médecine. Paris, 1859, 1 vol. in-8. 3 fr. 50 c.

ROUYER. Des tumeurs de la région palatine formées par l'hypertrophie des glandules salivaires. In-8 de 24 pages.................. 1 fr.

ROUYER. Du traitement des kystes de l'ovaire par les injections iodées. In-8... .... 1 fr.

ROUYER. Étude clinique sur les fongosités de la muqueuse utérine et sur leur traitement par l'abrasion et la cautérisation. 1858, broch. in-4 de 50 pages.. 1 fr. 50 c.

SCHEVING, docteur en médecine de la Faculté de Paris, ex-médecin en chef des hôpitaux de Phalzbourg et de Montmédy. **Considérations médico-chirurgicales sur la tumeur blanche.** Examen pathologique, clinique et critique de la tumeur blanche, envisagée particulièrement au point de vue de la pathologie et de la thérapeutique médicales. 1858, in-8 de 160 pages............................... 2 fr. 50 c.

STAHL. OEuvres médico-chirurgicales, traduites par les docteurs BLONDIN, BOYER et TISSOT. Montpellier, 1859. L'ouvrage formera 8 vol. in-8. Le tome II est en vente avec supplément.................. 10 fr.

SYDENHAM. OEuvres de médecine pratique, traduites en français sur la dernière édition anglaise par JAULT, et revues par BAUMES. 2 gros vol. in-8. Montpellier, 1816............................. 4 fr. 50 c.

THIERRY (Alex.), docteur en médecine de la Faculté de Paris, membre du Conseil général. **De la torsion des artères.** 1829, in-8 de 22 pages et une planche.. 1 fr.

THIERRY (Alex.). **Sur l'enseignement et les exercices gymnastiques.** 1848. In-8 de 15 pages............................. 50 c.

THIERRY (Alex.). **Sur les accidents graves qui peuvent résulter de l'extirpation d'un cor.** In-8 de 8 pages.................. 50 c.

THIERRY (Alex.). **Traitement des cors aux pieds.** 2e article. In-8 de 4 pages.. 25 c.

THOLOZAN, professeur agrégé à l'École impériale du Val-de-Grâce. **Des métastases.** 1857, 1 vol. in-8 de 124 pages............. 2 fr.

THOLOZAN. **Hématologie** (de l'état actuel des connaissances acquises en). 1853, 1 vol. in-4 de 112 pages.................. 2 fr. 50 c.

TISSOT (œuvres). Édition du professeur HALLÉ. 1 vol. in-8 à 2 colonnes de 696 pages..................................... 1 fr. 25 c.

TRÉLAT, professeur agrégé à la Faculté de médecine de Paris. **De la nécrose causée par le phosphore.** 1857, 1 vol. in-8 de 120 pages. 2 fr. 50 c.

TRÉLAT. **Des fractures de l'extrémité inférieure du fémur.** 1854, in-4 de 76 pages.. 3 fr. 50 c.

VAQUEZ, docteur en chirurgie de la Faculté de médecine de Paris. **Chirurgie conservatrice du pied.** Mémoire sur l'amputation de M. le professeur MALGAIGNE (désarticulation astragalo-calcanéenne, ou amputation sous-astragalienne des auteurs); quelques mots sur l'extirpation du calcanéum (opération de Mont
eggia). Paris, 1859, 1 vol. in-4 de 179 pages, 2 planches lithographiées et 5 figures dans le texte....... 3 fr. 50 c.

WIELAND, docteur en médecine, ancien interne des hôpitaux de Paris. Étude sur l'évolution de l'utérus pendant la grossesse, et sur le retour de cet organe à l'état normal après l'accouchement. 1858, in-4 de 82 pages. . . . . 2 fr.

VIRCHOW (Rodolphe), professeur d'anatomie pathologique à la Faculté de médecine de Berlin, membre correspondant de l'Institut de France. La syphilis constitutionnelle. Traduit de l'allemand par le docteur Paul PICARD, revu, corrigé et considérablement augmenté par le professeur. 1860, 1 vol. in-8, avec figures dans le texte . . . . 4 fr.

ZIMMERMANN. Traité de l'expérience en général, et en particulier dans l'art de guérir. Nouvelle édition, augmentée de notes par LEFEBVRE DE V... 3 vol. in-8, Montpellier, 1818. . . . . 3 fr. 75 c.

―

Quelques exemplaires des ouvrages suivants :

BOURGERY. Traité complet de l'anatomie de l'homme, comprenant la médecine opératoire, dessiné d'après nature par JACOB. 1830 à 1855. 8 vol. in-folio, demi-reliure chagrin, fig. noires. . . . . 600 fr.
— Le même ouvrage, 8 vol. in-fol., demi-reliure bas., fig. col.. 1000 fr.
— Le même, relié en 14 vol., demi-reliure, fig. col. . . . . 1050 fr.

BOYER. Traité des maladies chirurgicales. 4ᵉ édit., 11 vol... 50 fr.
— Le même, demi-rel. ch. . . . . 70 fr.

DELPECH. De l'orthopédie par rapport à l'espèce humaine. Paris, 1828, 2 vol in 8 et atlas in-fol. de 78 planches. . . . . 25 fr.
— Chirurgie clinique de Montpellier. 1823 à 1828. 2 vol. in-4, fig. 25 fr.

DEMOURS. Traité des maladies des yeux, avec planches coloriées d'après nature. 3 vol. in-8 et 1 vol. in-4 de planches. . . . . 25 fr.

Dictionnaire des sciences médicales. 60 vol. . . . . 60 fr.
— Le même, demi-reliure bas. . . . . 100 fr.

―

Paris. — Imprimerie de L. MARTINET, rue Mignon, 2.